CARE
Good Care ,
Good Living

CARE
Good Care ,
Good Living

CARE
Good Care ,
Good Living

CARE
Good Care ,
Good Living

care 72
圖解特效兒童經絡按摩手冊

作者：路新宇
責任編輯：艾青荷
封面設計：簡廷昇
內文排版：何萍萍
校對：金文蕙、艾青荷
出版者：大塊文化出版股份有限公司
台北市105022南京東路四段25號11樓
www.locuspublishing.com
讀者服務專線：0800-006689
TEL：（02）87123898　FAX：（02）87123897
郵撥帳號：18955675　　戶名：大塊文化出版股份有限公司
法律顧問：董安丹律師、顧慕堯律師
版權所有　翻印必究
總經銷：大和書報圖書股份有限公司
地址：新北市新莊區五工五路2號
TEL：（02）8990-2588（代表號）　　FAX：（02）2290-1658

初版一刷：2023年7月
定價：新台幣 420元
Printed in Taiwan.

文©2022路新宇　　圖©北京紫圖圖書有限公司　　模特示範：楊姝音、翟子睿、翟澤睿

國家圖書館出版品預行編目 (CIP) 資料

圖解特效兒童經絡按摩手冊 / 路新宇著 .
-- 初版 . -- 臺北市 : 大塊文化出版股份有限公司 ,
2023.07　面 ; 公分 . (Care ; 72)
ISBN 978-626-7317-26-6(平裝)
1.CST: 經絡療法 2.CST: 推拿 3.CST: 小兒科

413.915　　112007701

圖解 ✕ 特效

兒童經絡

按摩手冊

作者　路新宇

自序一

為人父母者，不知醫為不慈

古人云：「為人父母者，不知醫為不慈；為人子女者，不知醫為不孝。」這兩句話在孩子被各種小病、小痛困擾，父母卻不知如何是好的時候；在至親之人久臥病榻，自己卻無能為力的時候體會最為深刻。

現在人們總認為醫學太專業嚴謹，專業的事就該交給「專業」的人做。然而，育兒是每個家長的心頭大事，在養育孩子方面，家長毫無疑問應該比醫生發揮更大的作用，每個家長都應該努力成為更「專業」的家長。

我寫這本書的目的，就是希望父母們能夠掌握一些簡單、基礎的育兒健康知識，讓孩子在成長過程中盡量少生病、不生病。在孩子的身體出現一些小病、小痛的時候，父母有輔助調理的方法，而不是眼看著孩子受苦卻束手無策。

想讓孩子有一個健康的身體，我一直倡導「功夫在平時」。為人父母，每天堅持給孩子輕輕地揉揉胳膊、捏捏小腿，用暖暖

的愛意陪伴孩子健康成長，體會其中的幸福。所以，我在本書中特別添加了有關孩子的日常基礎保健法，以及健康生活方式方面的內容，希望家長們能多關注，盡量讓孩子不生病，有一個強壯的體魄。

本書的重點在於我提出的兒童十二經絡易堵塞穴位自檢自查的方法。家長每星期給孩子做一次經絡體檢，找出孩子身上的經絡堵塞點，就能儘早發現孩子身體裡埋伏的健康隱患，及時按揉疏通，把疾病扼殺在萌芽狀態。

比如我的孩子在三歲時，剛好在春節期間，整整七天都有些發燒。整個調治過程從失敗時的無奈到好轉後的欣喜，引發了我對小兒風寒發燒的研究。在這之後，我更加重視預防在前，當發現孩子有要風寒的苗頭時，根據不同的症狀表現給出簡單有效的推拿方案。

作為家長，做到了以上這些，讓孩子不生病、少生病是完全有可能的。說來說去，還是那句話：功夫在平時。

本書，是我在育兒路上的思考和總結，希望能引發家長朋友們的思考和實踐，讓孩子遠離疾病，茁壯成長！

2022年3月1日

自序二

疏通經絡，
就能激活孩子的自癒力

　　爲人父母，在孩子成長過程中，當他的身體出現各種狀況，比如發燒、風寒、咳嗽……的時候，我想每位家長都會非常焦慮、擔心，甚至想替孩子生病。

　　那有沒有讓孩子不生病、少生病的方法呢？家長能不能在日常的養護中，在陪伴孩子的過程中，稍微地調護一下他的身體，讓孩子盡量不生病、少生病呢？

　　《黃帝內經》中說：「經脈所過，主治所及。」，意思就是經絡經過身體哪裡，通過疏通這條經絡上的易堵塞穴位，就可以調治這裡的問題。正所謂「通則不痛，痛則不通」。

　　《黃帝內經・靈樞・經脈》中是這樣描述經絡的：「經脈十二者，伏行於分肉之間，深而不見。」是什麼意思？

　　「經脈十二」是說人體有十二個主要的臟器，分別是：肝、心、脾、肺、腎、大腸、小腸、膀胱、三焦、膽、胃、心包。人體還

有十二條經絡從這十二個臟器發出來，走向全身。這些經絡在身體裡是怎麼穿行的呢？「伏行於分肉之間」，就是說這些經絡行走於人體的肌肉和肌肉之間，肌肉和骨骼之間。

比如，您讓孩子隨意伸出一個手臂，掌心向下，在孩子大拇指外側肘橫紋向下三指寬的距離上有一個點（這裡的三指寬指的是孩子自己的食指、中指、無名指，三指併攏的寬度）。

現在您用手指的指間關節輕輕敲擊這個點三到五下，孩子會感到疼，您再往下敲一敲，好像就沒有那麼強烈的痛感了。其實這個點是三焦經上的一個易堵塞穴位——四瀆穴。

用大拇指放在這個點上揉一下，您會發現這個點剛好是兩瓣肉的分界處。

為什麼敲擊這裡會疼呢？這說明孩子的三焦經有堵塞，這時候孩子風寒發燒後可能有點咳嗽，情緒也不太好，愛發脾氣、哭鬧。

中醫認為，只有保證經絡暢通，氣血才能在身體裡自在地運行，讓身體裡面的臟腑處在一個和諧的狀態。如果孩子全身的氣血運行都非常順暢，他的身體自然會氣血充足，身體康健，有很強的自癒力。

中醫認為，經絡是臟腑的延伸。如果說五臟六腑是根本，那經絡就是循行在體表當中的臟腑的延伸。臟腑就像樹根，經絡就像樹幹，經絡遠端分出來的細枝就像樹葉，它們是一體的。

《黃帝內經・靈樞・經脈》中說：「經脈者，所以能決死生，處百病，調虛實，不可不通。」

　　打個比喻，經絡就像道路、像河道……如果道路擁堵，交通就會不暢；如果河道堵塞，水質就會變壞……如果孩子體內的經絡不通，氣血運行就會出現阻礙，養分不能佈達全身，體內的垃圾也沒有辦法及時清除，五臟六腑的功能就會受到很大影響。時間長了，疾病就會扎根在孩子體內，對孩子的身體健康、生長發育造成影響。

　　如今，不論是大都市還是城鎮，早晚高峰時間在固定的路口都會堵車，而在孩子體內，與五臟六腑相通的十二經絡也有這樣固定的易堵塞點。因爲一旦臟腑的功能受到損傷，經氣的運行就會受到阻礙，與臟腑對應的經絡就會在一些常見的地方出現堵塞。這時，敲擊或按揉孩子身上的堵塞點，會有酸、麻、脹、痛的感覺，而通過按揉、針刺、艾灸、刮痧、拔罐等方法疏通了這些堵塞點之後，痛感就會減輕或消失，相關臟腑的功能就會恢復正常。

　　這就像如果孩子胃痛了，您沒有辦法把手伸進他的身體裡去揉一揉胃，給胃一個安撫；如果孩子便祕了，大腸蠕動變差了，您也沒辦法把手伸進去給他揉一揉大腸，但是您可以通過按揉胃經和大腸經在體表線路上的易堵塞穴位，來調整他體內胃和大腸的狀態。

　　比如，讓孩子一隻手虎口向上，前臂微曲，在這隻手大拇指一側肘橫紋向下三指寬的位置上有一個痛點，您敲擊孩子手臂上的這個「痛點」，往往多數孩子在被敲擊幾下後會感到疼痛。

　　這個痛點就是大腸經上的易堵塞穴位——手三里穴。爲什麼敲擊這裡會疼痛呢？這說明孩子的大腸經有堵塞，肺功能有點弱，

呼吸系統容易出問題，排便也不順暢。

　　這時，您每天給孩子在此處按揉2～3次，每次1～2分鐘，1～3天痛感就會消失，孩子呼吸系統的小問題也得到了緩解，排便功能也好了。

　　所以，當孩子身體不舒服時，您首先要檢查他相關經絡的堵塞點——痛點，然後給他進行疏通。這樣，即使是沒有中醫基礎的人也能將疾病消滅在萌芽狀態，同時還強大了相關臟腑的自癒能力。

　　根據多年的經驗，我總結了一些日常幫孩子調護身體的方法。第一個就是通過經絡體檢，每週給孩子探查一下他十二經絡上的一些痛點，根據這些痛點，及時給孩子疏通調理。第二，您還可以每天給孩子做一些撫觸的小動作，愛撫一下您的寶寶，來調護他的脾胃，強壯身體。第三，孩子的日常生活細節方面父母多注意一些，知道什麼該做，什麼不該做。

　　做到了這三點，讓孩子不生病、少生病，健康茁壯地成長是完全可能的。

2022年3月1日

目錄

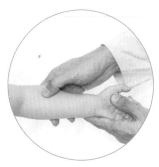

揉法

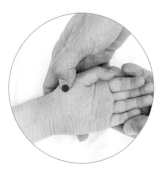

魚際穴

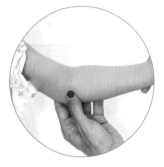

少海穴

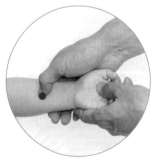

廣門穴

第五章

如何探查、疏通孩子三焦經、膽經、肝經易堵塞穴位

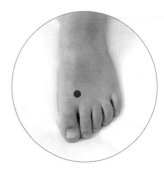

太衝穴

第六章

孩子每日睡前必做的保健法

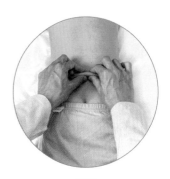

捏脊

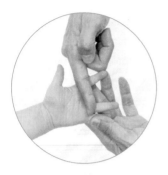

平肝清肺

第七章

兒童特效穴位使用指南

第八章

孩子發燒時的經絡調裡和食療

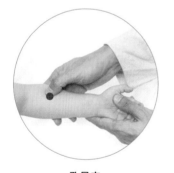

孔最穴

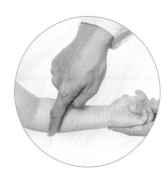

退六腑

第九章

孩子咳嗽時的經絡調理和食療

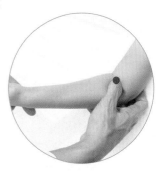

尺澤穴

第十章

孩子腹瀉時的經絡調理和食療

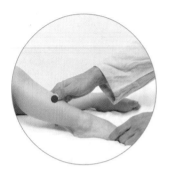

豐隆穴

第十一章

孩子積食、便祕時的經絡調理和食療

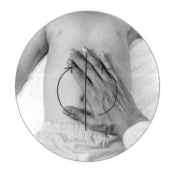

摩腹

第十二章

兒童常見疾病的
特效經絡調理和食療

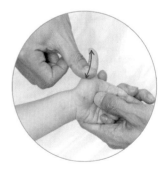

清補脾

手指同身寸定位法

手指同身寸定位法是一種簡單的取穴方法，即依照患者本人手指的長度和寬度為標準來取穴。

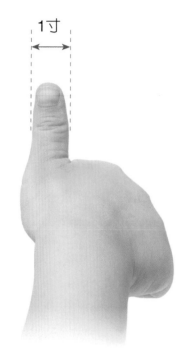

以自己大拇指指間關節的橫向寬度為 1 寸。

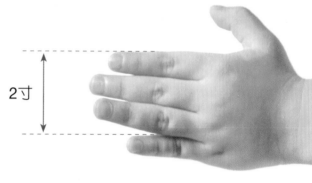

將自己的食指、中指、無名指併攏，以中指中間橫紋處為標準，三指的寬度為 2 寸。

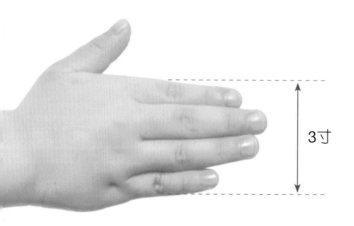

將自己的食指、中指、無名指、小指併攏，以中指中間橫紋處為標準，四指的寬度為 3 寸。

◆

第 一 章

孩子生病早知道： 幼兒十二經絡 體檢法

· ·

◎ 每週給孩子探查一下十二經絡上的一些痛點

◎ 兒童經絡探查、疏通的手法：揉法為主，敲法為輔

◎ 探查、疏通兒童經絡的注意事項

每週給孩子探查一下
十二經絡上的一些痛點

有人問，大人和小朋友的經絡一樣嗎？一樣！

只要身體存在隱患，經絡就會有反應，並以酸、麻、脹、痛等感覺告知我們。如果您忽略了孩子身體的這種本能呼喚，他的病情就會往深裡發展。經過多年的摸索、整理、實踐，我逐漸發現孩子每條經絡上會有 2～3 個容易堵塞的穴位。

這些穴位多分佈在肘、膝、腕、踝關節附近，一旦身體出現問題（即使在身體沒有異常感覺時），敲打它們時就會給我們提供信號。目前，孩子十二經絡上常見的易堵塞穴位有 30 個左右。

因為孩子正處在生長發育期，他的身體、肌肉都比成年人柔軟，同時孩子的生命力非常旺盛，臟腑功能處在一個蓬勃發展的階段，氣血很足，所以他身上的經絡易堵塞點比成年人要少得多。

在給孩子的易堵塞穴位進行按揉、疏通的時候，要比成年人通得快。這也是因為孩子的氣血相對比較旺盛，身體也更柔軟，你給它那裡一個導引，輕輕地幫個忙，那裡的氣血就流動起來了。

事實上，任何疾病在發生或發作之前都會有一個長期潛伏、持續生長的過程。當孩子的臟腑功能稍微有一點異樣的時候，氣血的流動可能就會變差一點，這時候首先反映在經絡的遠端，也

就是經絡的易堵塞點上。如果沒有及時發現、疏通孩子經絡上的這些堵塞點，等到疼痛很明顯時，孩子的病也就嚴重了，治起來費勁，孩子也受罪。

根據多年的經驗，我總結了一套兒童十二經絡體檢法，通過經絡體檢，每週給孩子探查一下他十二經絡上的一些痛點，根據這些痛點，及時給孩子疏通調理。孩子的十二經絡暢通了，氣血就會旺盛充足，身體的抵抗力、自癒力就會增強，一般就不會出什麼大問題。

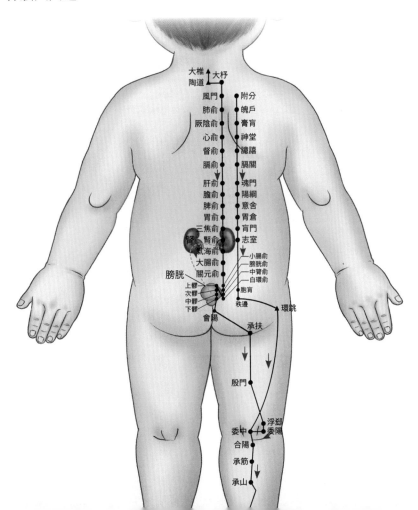

兒童經絡探查、疏通的手法：
揉法爲主，敲法爲輔

1. 敲法：主要用來探查孩子經絡的易堵塞穴位

　　如何探查、疏通孩子身上的經絡易堵塞穴位呢？方法非常簡單，就是您一隻手握拳，握拳之後食指或中指稍微突起一點點，就用這個突出的部位從上往下敲擊孩子的體表的經絡就可以了。

　　比如說在孩子的肺經或者大腸經上探查的時候，先把孩子的手托好，然後進行敲擊。一定要注意力量不能太大，因爲孩子的皮膚很嬌嫩，力量太大，孩子可能承受不住。在易堵塞穴位上輕輕地敲擊兩下，孩子可能就會有反應。

　　爲什麼說孩子可能有反應呢？因爲有時候孩子就是沒有感覺，您連續敲了幾下，孩子都沒有感覺，那麼好了，這個地方您就不用管了。這說明孩子的這個地方經絡很通暢。

　　經絡易堵塞點的疼痛不是敲擊出來的。敲擊的目的是用一種外在的力量給身體一個導引或者喚醒。以三焦經來舉例，您在敲擊它上面的易堵塞穴位的時候，這個穴位局部的氣血流動就會比平時要猛烈一點，旺盛的氣血衝擊了這個位置，從而產生一個疼痛的感覺。所以我常常講如果用最小的力度能誘導出效果，那才是高手。

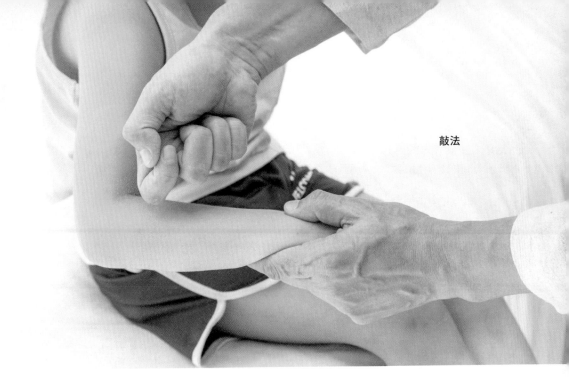

敲法

2. 揉法：對經絡易堵塞穴位進行按揉

　　找到了疼痛點，您就要用安撫手法了。什麼叫安撫手法呢？就是輕輕地揉，我一般是用大拇指的指腹在小朋友身上找到的那個疼痛點，輕輕地揉。

　　揉的時候注意什麼呢？要固定在這一點上旋轉打圈，力度適中，不要太用力。有時候孩子感覺到疼了，你一用力他就跑了，就不讓你揉了。根據我的經驗就是，輕輕地像做遊戲一樣點按，點的時候力度也是輕的，稍微用點力量就行了。您一定要這樣想，孩子身體的生命力本身就特別旺盛，您稍微給它一些導引，它就能自己糾正體內的一些疼痛、不適。

　　現在的人們有一個問題，總以為身體是無能的，總想去幫助它。有的家長，孩子生下來之後一歲左右就開始焦慮了，總覺得孩子是不是缺鋅呢？是不是缺鈣呢？是不是缺微量元素呢？在當

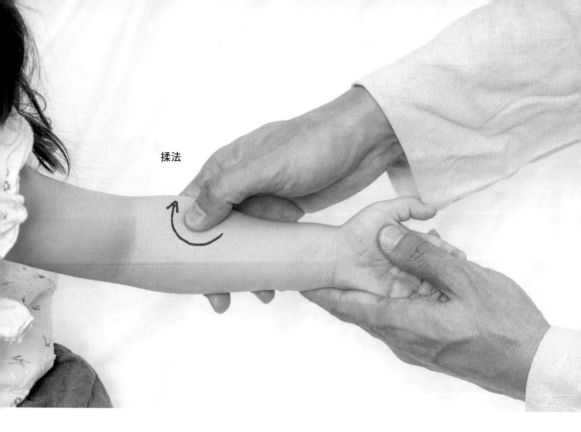

揉法

下這個時代，孩子成長所需的營養成分幾乎都是夠的，您只要不去盲目地干預，他都會茁壯成長。

您在點揉穴位的時候，每次一分鐘就夠了。您就想您是在喚醒一下孩子身體的局部，讓氣血更充盈。每天按揉一兩次，堅持兩三天，這個僵緊、疼痛的位置就鬆懈了，痛感也隨之下降了，這個方法特別簡單、安全。

您只要放下目的和企圖心，放下什麼目的呢？我是在給孩子調理身體嗎？不是，您所做的就像一個養路工人一樣，把孩子這十二條經絡的堵塞點恢復正常，剩下的交給孩子身體自動運行就好了。

在具體操作當中應該以揉法為主、敲法為輔，因為敲的力度相對比較大，容易造成疼痛，所以以揉為主。

探查、疏通兒童經絡的
注意事項

1. 一歲以上的孩子，每週探查一次

探查、疏通兒童經絡，適用於一歲以上的孩子。因為一歲以內的孩子的生機和氣血都非常旺盛。一歲之後，由於添加了輔食，戶外活動也開始多起來，在這個過程中，身體可能就會產生一些小小的異樣。孩子一歲之後，您就可以去探查他經絡上的易堵塞點，一週探查一次就可以了。

在十二經絡上，小朋友身上大概有33個容易堵的點。這只是一個大概的數字，大一點的孩子，六七歲、七八歲的孩子身上的易堵塞點可能有這麼多；有的小朋友，比如剛剛一歲的，可能他身上也就有兩三個、七八個容易堵塞的地方。

2. 在疼痛的部位，每次輕輕按揉一分鐘就行

每次在感到疼痛的易堵塞點上輕輕地按揉一分鐘就可以了。

揉的時候是順時針，還是逆時針呢？都可以，這點不用糾結。您的目的就是鬆懈孩子身體局部的僵緊，只要孩子這兒有點緊，

您就給他揉一揉，至於怎樣揉，您順手就行。

另外還可以點按，就是點進去再鬆開，反覆點按一分鐘左右就行。每天按揉探查到的痛點，堅持3～5天，孩子身體僵緊的局部基本就恢復正常了。

另外，在給孩子按揉推拿的過程中，您可以給孩子用一點潤滑的滑石粉、爽身粉，來防止擦傷。在開始推的時候您就想我是在給孩子的臟腑一個助力。比如，孩子便祕，您在給他清大腸（大拇指上的一個推拿動作）的時候，那您就要想「我真正清的是孩子的大腸」。推天河水也是如此，從腕關節開始推到肘關節，速度越來越快，推著推著您會發現孩子的體溫慢慢在下降，為什麼？因為您已經給了他的身體一個助力，讓孩子努力恢復他身體的本能，讓身體自動地來調節體溫。

3. 先按揉經絡上面的易堵塞穴位，再按揉下面的

一般情況下，應該先按揉孩子經絡上面的易堵塞穴位，再按揉下面的。比如，胃經的易堵塞穴位足三里、豐隆，還有內庭穴，我一般是從足三里開始，先揉揉足三里，再按揉豐隆穴，最後按揉內庭穴。又比如脾經，脾經的易堵塞穴位有陰陵泉穴、地機穴、太白穴、公孫穴，那我就先從上面的陰陵泉穴開始按揉。

這樣做有什麼好處呢？這樣做是為了更容易得氣，這是針灸學的一個術語，就是指能夠讓體內的氣順勢往下流動。

4.晚上九點以後，盡量不要給孩子疏通、按揉

一般情況下，晚上九點以後就不要給孩子疏通、按揉經絡了。如果一週探查一次，您可以利用週六、週日和孩子在一起的時間來給孩子探查、疏通。這時候時間很充裕，您可以給他捏捏小腿，揉揉小胳膊，再找找十二條經絡上的痛點，像做遊戲一樣，既增加了親子的樂趣，還給孩子保健了身體。

為什麼晚上九點以後就盡量不要做了呢？因為這時候孩子要入睡了，他的氣血需要安靜下來，您就不要去攪動它。

需要特別說明的是，如果孩子血小板比較低，或者患有過敏性紫癜，身體有磕碰就容易產生一大片青紫的情況，這樣的孩子不能進行按揉、疏通，需要請醫生當面進行診治。除了這種情況之外，您可以一個星期給孩子做一次經絡體檢。

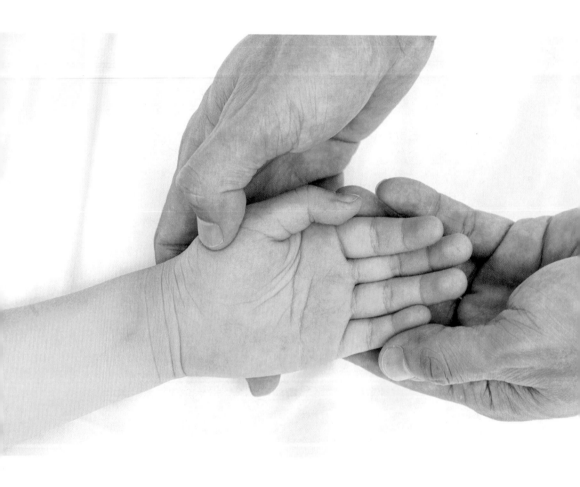

◆

第二章

如何探查、疏通孩子肺經、大腸經、胃經易堵塞穴位

．．．．．．．．．．．．．．．．．．．．．

◎ 探查、疏通肺經易堵塞穴位，
讓孩子不咳不喘、不發燒、皮膚好

◎ 探查、疏通大腸經易堵塞穴位，
讓孩子肚子不脹、不腹瀉、不便祕

◎ 探查、疏通胃經易堵塞穴位，
讓孩子不積食、胃口好、不挑食

探查、疏通肺經易堵塞穴位，
讓孩子不咳不喘、不發燒、皮膚好

1. 孩子肺經上有三個易堵塞穴位：
尺澤穴、孔最穴、魚際穴

尺澤穴

　　肺經上的第一個易堵塞穴位是尺澤穴。怎樣找到呢？

　　首先您托著孩子的小手，手掌向上放平，然後讓孩子的手臂微曲，在肘關節橫紋的大拇指一側隆起的肌腱處，就是肺經的易堵塞穴位，叫尺澤穴。

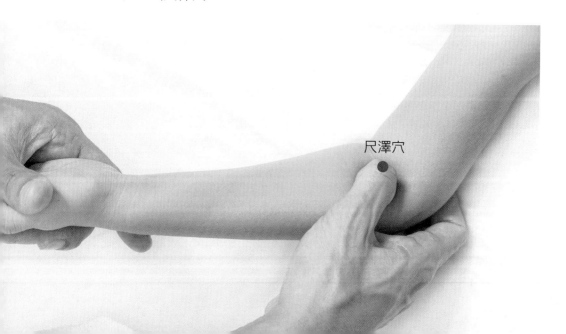

尺澤穴

　　在這個穴位，您輕輕地用點力量向裡面揉，有時候可能會感覺到這個穴位裡面有點發緊。尤其在冬天，如果孩子咳嗽了，這裡的肌肉就有點緊張、繃緊，您一揉孩子可能就躲了。這說明他這兒疼，您要給他好好地揉一揉。

　　尺澤穴不僅是肺經的易堵點，同時這個穴位還可以補腎，您現在就記住在肘關節橫紋的外側，這個點是需要疏通的就可以了。

孔最穴

　　在肘橫紋的大拇指一側隆起的肌腱——尺澤穴向下三指寬處，您輕輕地敲擊一下，有的孩子可能會感覺到疼。這個痛點處就叫做孔最穴。敲擊孔最穴，很多孩子都會有反應，說明肺經在這有堵塞。

　　疏通孔最穴能夠止咳，尤其剛剛開始咳嗽的時候，疏通孔最穴的止咳效果非常好。您不用等到孩子已經開始咳嗽了，平時就經常給他揉一揉，把咳嗽扼殺在萌芽狀態。

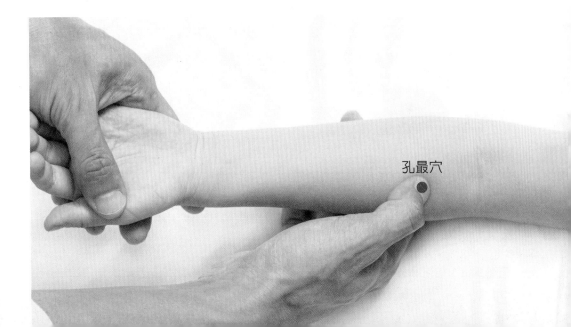

孔最穴

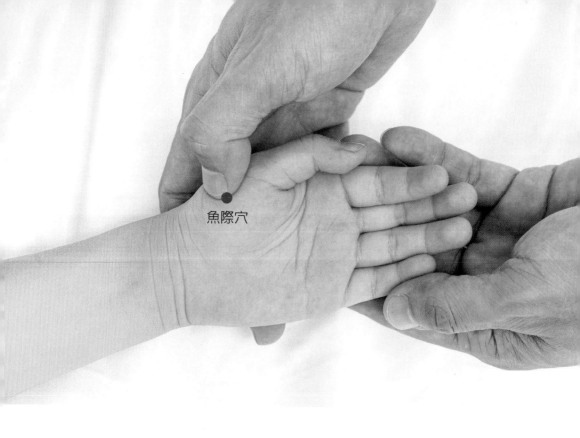

魚際穴

魚際穴

　　孩子肺經上的第三個容易堵塞的穴位是在大魚際的中間，在第一掌骨和肌肉的結合部，這個穴位是魚際穴。

　　正常情況下按揉魚際穴，孩子可能不會有太大的反應。疏通手法是什麼樣的呢？一定注意，您的大拇指是放在孩子第一掌骨和肌肉的結合部的骨頭縫裡，在這個骨頭縫裡面輕輕地揉，揉的時候手不要蹭，就是在這個點上輕輕地、逐漸地增加點力量揉，如果孩子沒有什麼反應，好了，您就不用管了。

　　對於肺經上的易堵塞穴位來講，疏通尺澤穴和孔最穴的時候，相對疼得多一些，你可以每次給孩子揉1～2分鐘，每天1～2次，堅持3天左右。

2. 孩子呼吸系統、皮膚系統的問題，都可以通過疏通肺經來調理

疏通了肺經有什麼好處呢？前面我說過，經絡是臟腑向外延伸出的路徑，那麼當肺經暢通之後，它就能夠調節和肺系有關的問題。什麼叫肺系？就是呼吸系統，孩子的風寒、發燒、喘、咳，包括皮膚的搔癢等問題，都可以通過疏通肺經來輔助調理。

為什麼是輔助調理呢？其實任何一種疾病，或者是一個局部的疼痛，往往都是多個臟器不和諧，或者是多個臟器功能異常所導致的一個結果。

比如咳嗽，在咳嗽剛剛發生的時候，您按揉肺經上的尺澤穴、孔最穴，效果特別好。可是如果已經咳嗽兩三個月了，那就需要用脾經、腎經的穴位來一起調節，這就是一個綜合的調治過程。

另外需要指出的是，因為人體是對稱的，所以經絡也是對稱的，疏通經絡的時候，您可以在孩子左手的孔最穴、尺澤穴、魚際穴揉一揉，再換到右手。疏通一邊時，孩子煩了，您就可以換到另一側揉揉按按。

您還可以跟孩子說：我們做一個遊戲，我按一下這裡你看疼不疼。他說疼的話，您可以說，那你數60個數，數完這60個數，你看看這裡是不是不太疼了？讓孩子像玩遊戲、做實驗一樣，數60個數，這樣一分鐘過去，可能這個痛感真的就消失了。

3. 孩子便祕，疏通肺經的孔最穴很管用

可能大家對我們身體的自癒能力還不太了解，舉個例子，肺的功能除了和呼吸有關係之外，肺還主降。什麼叫降？就是人體內氣機的運行是有升有降的。升由肝來主管，降則是由肺來主管的。

有一次，一個網友在網上給我留言，他說：「路老師非常感謝您，我是一個兒童醫院的兒科醫生。」他跟我說，他的女兒三歲了，經常便祕，他試了各種方法都不管用，最後只有開塞露是最有效的。

後來他在網上看到我講肺是主降的，但是我沒有說疏通肺經能治便祕，於是他就想到了一點──解大便，這不就是往下降嗎？他就去按揉了一下女兒的孔最穴。沒想到一揉這個孔最穴，孩子就疼得受不了跑了，他把她叫回來，再給她將兩個胳膊上的孔最穴都揉了揉。平時孩子要三四天才大便一次的，沒想到當他給孩子揉了孔最穴之後，第二天孩子就主動去大便了。

他非常欣喜，藉此機會，他把孩子的肺經，包括大腸經的易堵塞穴位，都給她揉了。他說沒有想到中醫的方法這麼簡單有效。

其實這些方法是什麼呢？就是疏通經絡後，調動了身體的機能，提高了身體的自癒力和抗病能力。

探查、疏通大腸經易堵塞穴位，
讓孩子肚子不脹、不腹瀉、不便祕

1. 孩子大腸經上有三個易堵塞穴位：
曲池穴、手三里穴、合谷穴

曲池穴

　　尋找大腸經的易堵塞穴位，您需要讓孩子的手虎口向上，前臂微曲，這時候在肘關節的橫紋外側端，您把大拇指放在這兒，剛好是一個骨頭縫，您輕輕地揉一揉，這個點就是曲池穴。

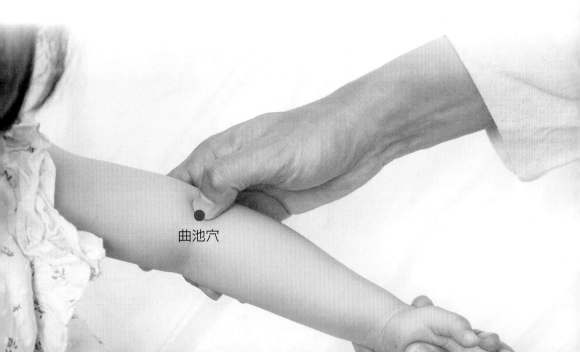

曲池穴

　　在給孩子尋找這些易堵塞穴位的時候，您可以自己先感受一下，這樣再在孩子身上操作的時候，就更容易和方便了。

　　曲池穴是大腸經上的一個重要穴位，因為它在肘關節上，所以這個位置經常容易堵塞。您一摸，孩子這有點緊，您就可以給他在這揉一揉，輕輕地點按點按。按揉曲池穴本身就有清高燒的作用，尤其是在孩子發燒、風寒的時候，按揉曲池穴會特別疼。

手三里穴

　　曲池穴往下，孩子的手臂還是保持原來微曲的姿勢，您用中指或食指指間關節輕輕地在他曲池穴向下三指寬的位置，輕輕地敲一下，孩子可能又躲了，這個位置叫手三里穴。手三里穴和我們的消化系統有很大的關係，您可以在這個穴位進行揉、按和點。

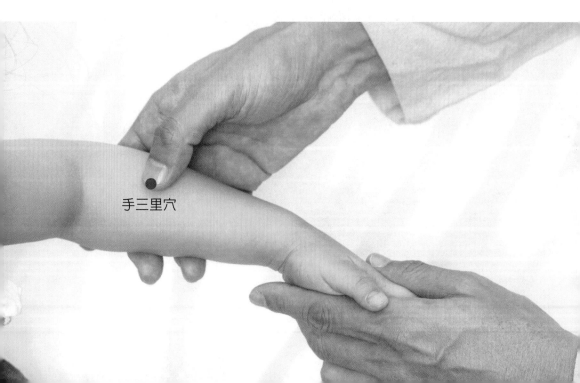

手三里穴

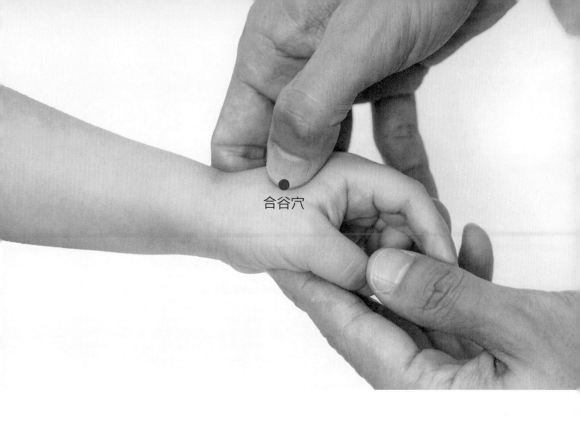

合谷穴

合谷穴

接著往下探查，就到了合谷穴，合谷穴在第二掌骨的中點處。您可以把孩子一隻手的拇指放在另一隻手拇指和食指之間的指蹼上，拇指尖所指的位置就是合谷穴。

揉合谷穴的時候和肺經上的魚際穴一樣，一定不要揉在那塊肉上，而要揉在肉和骨頭之間的縫上。力度您要掌握好，孩子的小手非常嬌嫩，您使勁一掐，他整個手都疼了，所以要輕輕的。

根據我的經驗來看，正常情況下，按揉合谷穴可能有點微酸，不會太疼。什麼時候按揉可能會疼呢？比如說孩子發燒、便祕、腹瀉了，這時候按揉合谷穴，孩子的反應可能會很強烈。所以您要根據孩子的感受、孩子的反應，來判斷他的穴位是不是堵了。不要聽我講完，覺得有這麼多易堵塞穴位，孩子怎麼能不疼呢？不疼是不是不對？於是就用力去疏通，這是不對的。

在大腸經上，曲池穴、手三里穴要作為探查、疏通的重點，合谷穴偶爾探查一下就可以了。

2. 疏通大腸經易堵塞穴位，讓孩子排出香蕉便

通過疏通大腸經上的易堵塞穴位，能夠輔助調理便祕、腹瀉、小腹脹滿、下牙痛、胃腸風寒等不適。

之所以能調理便祕，是因為腸道的蠕動和大腸的關係非常密切，所以外在的大腸經如果暢通，說明腸道的蠕動基本是正常的。便祕能調理，腹瀉也能調理，您可能會覺得很奇怪，這是因為任何人體的病態反應都是身體失常的表現，所以您調節的不是便祕，也不是腹瀉，而是在調節大腸的狀態。當大腸狀態恢復正常的時候，便祕和腹瀉就都不存在了，排出來的就是香蕉便了。

有的小孩經常喊肚子疼，你問他哪兒疼，他也說不清楚，基本上是肚臍附近或者是少腹部疼痛。這種情況也可以通過疏通大腸經的堵塞穴位來調理。還有孩子下牙痛的時候，疏通大腸經也能起到止痛的作用，因為大腸經往上走是經過下牙的。

還有類似於胃腸風寒，比如帶孩子去外面旅遊，孩子水土不服，吃了點當地的特產，結果半夜噁心、嘔吐、腹瀉，還有點發燒，這種症狀一般可以用藿香正氣水來調治。如果您沒有帶藿香正氣水，這時候輕輕地按揉孩子大腸經的曲池穴、手三里穴、合谷穴，就有輔助調理的作用。

探查、疏通胃經易堵塞穴位，
讓孩子不積食、胃口好、不挑食

1. 孩子胃經上有三個易堵塞穴位：
足三里穴、豐隆穴、內庭穴

足三里穴

　　胃經的易堵塞穴位在膝關節以下。首先是足三里穴。尋找足三里穴有個竅門，首先要摸到膝蓋外側下方有一個凹陷處，叫外膝眼。您在孩子小腿外膝眼向下四指寬的位置上畫一個橫斷面，然後在這裡骨頭的外側邊緣就是足三里穴了。

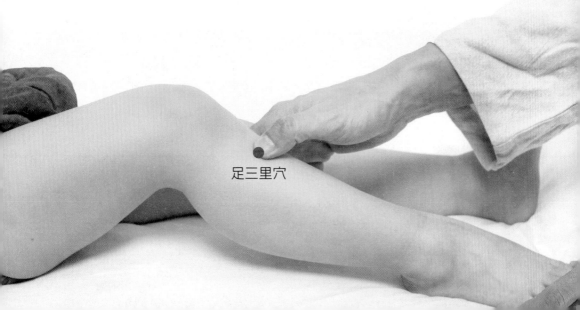

足三里穴

　　探查足三里穴，小朋友幾乎都沒什麼反應。什麼時候疼呢？比如胃不舒服、腸道不舒服的時候，按揉它可能會有一點酸、脹的反應。在日常生活當中，您可以每天按摩、刺激一下孩子的足三里穴，來調理腸胃。

豐隆穴

　　再向下探查，在小腿的中段是豐隆穴。把小腿從外膝眼到外踝腱連線，連線的中點橫斷面上骨頭的外側大概一指寬的距離上，有一塊隆起的肌肉就是豐隆穴。

　　點按這個位置，孩子往往也不會有很強烈的反應。如果您在點按的時候，感到這裡很緊，那你就連續按揉兩三天；如果不緊，這不用按揉了，因為孩子的生命力非常旺盛，如果您不是給他胡吃海塞的話，他的脾胃功能一般都是很好的。

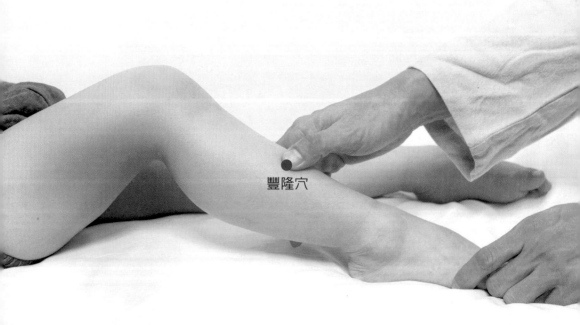

豐隆穴

內庭穴

　　接著往下探查到了腳丫，二腳趾和三腳趾分岔的末端，叫內庭穴。疏通內庭穴往往是用手指，食指和拇指輕輕地掐一掐，刺激一下。

　　內庭穴獨有的一個作用是能夠清胃熱。如果孩子這兩天有點積食，一張嘴嘴裡有酸腐味，伸舌頭一看，舌苔黃了，這種情況下可能代表有胃熱了，孩子胃口也不太好了，這時候您就可以輕輕地給他掐一掐內庭穴，掐一分鐘就可以了，這對瀉胃熱是很快的。

　　您在探查孩子胃經上的易堵塞穴位的時候，如果探查了足三里穴、豐隆穴和內庭穴，孩子都沒有什麼反應，那麼，您就可以不再疏通、按揉這些穴位了。

　　疏通胃經的堵塞穴位有什麼作用呢？它和消化有關，比如食慾不振不愛吃飯、胃痛、噯氣吞酸，小朋友有這方面的問題了，都可以通過疏通胃經上的易堵塞穴位來調理。當然，成年人有這類的問題，也可以去探查、疏通這些穴位來調理。

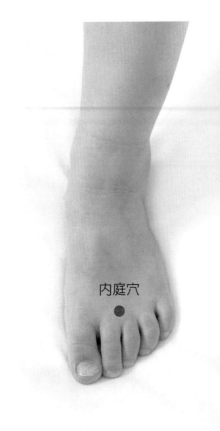

內庭穴

1. 孩子積食，胃痛胃脹、不愛吃飯，
　 多半是胃經堵塞了

　　通過疏通胃經上的易堵塞穴位，能夠輔助調理胃痛、胃脹、食慾不佳，讓孩子胃口好、不積食、不挑食。《黃帝內經》曰：「胃爲水穀之海。」古人甚至說：「有一分胃氣則生，無胃氣則死。」這說明胃氣充盈對於食物的轉化、吸收非常重要。

　　在現代醫學看來，胃起到的作用是研磨食物，使之成爲「食糜」，進而在小腸中被分解、轉化爲人體所需的營養。所以胃的功能好，研磨充分，食物轉化、吸收就好。現在有些孩子容易積食，可能和平時家長過度餵養有關。尤其是肥甘厚味的食物吃得過多，使胃超負荷運轉，開始時孩子只是胃脹不舒服、胃口變差，久而久之胃臟的功能受損，由於食物在胃中停留時間過長，口中就有酸腐的味道返上來，這就是人們常說的「積食」。

　　飲食內傷，不僅會引起消化系統的各種不適，還由於正氣不足極容易引起外感。對於積食的孩子，要堅持給他按揉胃經的易堵塞穴位來恢復胃的功能。作爲家長也要在餵養上適量有度，牢記古訓：「若要小兒安，常須三分飢與寒。」

第三章

◆

如何探查、疏通孩子脾經、心經、小腸經易堵塞穴位

. . . .

◎ 探查、疏通脾經易堵塞穴位，
　讓孩子脾胃好、消化好、發育好

◎ 探查、疏通心經易堵塞穴位，
　安心神、促進氣血運行

◎ 探查、疏通小腸經易堵塞穴位，
　排出腸道寒涼，讓孩子吸收好

探查、疏通脾經易堵塞穴位，
讓孩子脾胃好、消化好、發育好

1. 孩子脾經上有四個易堵塞穴位：
陰陵泉穴、地機穴、太白穴、公孫穴

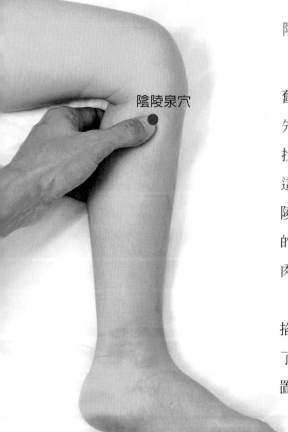

陰陵泉穴

陰陵泉穴

　　孩子脾經上的易堵塞穴位依舊在下肢，小腿膝關節以下。首先是陰陵泉穴，陰陵泉穴特別好找，它就在小腿內側脛骨的頂端，這裡有一個凹陷的窩窩，就是陰陵泉穴。小腿內側有一根很粗壯的骨頭叫脛骨，在脛骨和小腿肌肉的結合部這條線就是脾經。

　　您在這輕輕地點一點，掐一掐，也許孩子會有點疼，他就躲了。這時候，你就給他在這個位置堅持揉一揉，按一按。

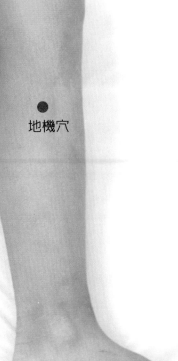

地機穴

公孫穴
●●太白穴

地機穴

接著向下探查，在小腿內側脛骨頂端凹陷處——陰陵泉穴下方四指寬三寸的距離上，還是在脛骨的骨頭縫上，有一個穴位叫地機穴。

有的孩子脾胃虛弱，您在他的地機穴上輕輕一揉，可能就會產生一種緊張的感覺。有的成年人這個地方有一個大疙瘩，您可以在這個位置按揉一分鐘，來緩解這裡的疼痛不適。

太白穴、公孫穴

接著往下探查到了腳趾，在大腳趾和腳掌連接處的關節，這裡有一個隆起的骨頭，在這個骨頭的後方，腳的側面就是太白穴，太白穴再向後大概一食指寬的距離就是公孫穴。

這個區域很重要，疏通太白穴和公孫穴除了能健脾和胃之外，還能養肺氣。您看脾屬土，土生金，疏通這裡對調治咳喘是有幫助的。平時我經常把我家小孩的腳丫拿過來之後，就輕輕地握著他的腳丫，在太白穴和公孫穴上點幾下。有時候他感覺到疼，您就稍微多揉一會兒；有時候不疼，就不用揉了。

脾經的重點探查穴位是陰陵泉穴、地機穴、太白穴和公孫穴。

　　脾爲後天之本，如果孩子有食慾不佳、脘腹脹滿，或者最近兩天大便也不太正常的情況，您就要想到給他把脾經線路上的穴位探查、疏通一下了。

2. 脾爲後天之本，脾經暢通了，孩子的消化吸收才會好

　　疏通脾經易堵塞穴位，恢復脾的運化功能，能讓孩子恢復食慾，讓食物消化、吸收得更充分，進而使身體得到更充足的營養，促進孩子生長發育。

　　中醫認爲，脾爲後天之本。與胃相比，胃的功能是「消」，研磨食物，脾的功能體現在一個「化」字上，化得正常，身體的消化吸收功能才好，才能爲化生精、氣、血、津液提供足夠的養料，才能使臟腑、經絡、四肢、皮毛等得到充足的營養，同時代謝後產生的垃圾、廢物也能順利排出體外。

　　孩子正處在生長發育期，生長很快，但身體嬌嫩，如果長期飲食寒涼、過度攝入高燒量食物或者經常使用寒涼的藥物，會使脾受到損傷，進而出現食慾不振、面黃肌瘦、發育遲緩等表現。

　　《黃帝內經·金匱眞言》中說：「中央爲土，病在脾，俞在脊。」如果脾受到損傷，會反映在脊，這個脊，包括脊柱及其兩側。因此家長可以每天給孩子捏脊來健脾和胃，強健孩子的後天之本。（具體方法請參考第六章第一節「給孩子捏脊」部分內容）

探查、疏通心經易堵塞穴位，
安心神、促進氣血運行

1. 孩子心經上有五個易堵塞穴位：
少海穴、腕部四穴

心經的易堵塞穴位，其實對孩子來說幾乎是不存在的，但成年人是有的。您可以經常探查兩個地方，一個是少海穴，一個是腕部四穴。

少海穴

把孩子的小手手掌心向上放平，稍微曲肘之後，在肘橫紋的內側端（小拇指一側）凹陷處就是少海穴。

按揉這裡，成年人往往會特別疼，小朋友幾乎沒什麼感覺，為什麼呢？因為孩子的內心特別純粹，幾乎沒有任何不良信息和垃圾。我把這定為孩子心經上的一個易堵塞穴位，只是想提示一下家長，您可以偶爾在孩子的肘關節橫紋的內側端，給他輕輕揉一揉。如果孩子沒有任何反應，您就不用管了。

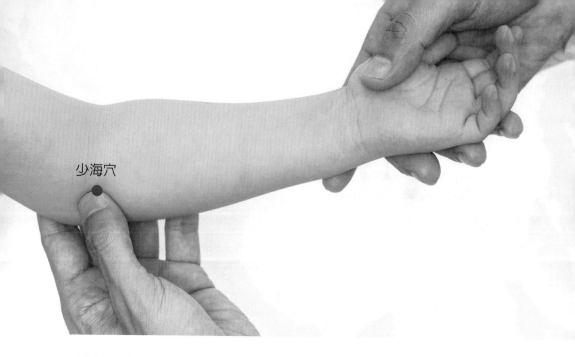

少海穴

腕部四穴

　　還有腕關節橫紋內側端凹陷處，依次向上一小指寬的距離上有四個穴位叫做腕部四穴，分別是神門穴、陰郄穴、通里穴和靈道穴。也是偶爾給孩子在那裡點按幾下就可以了。

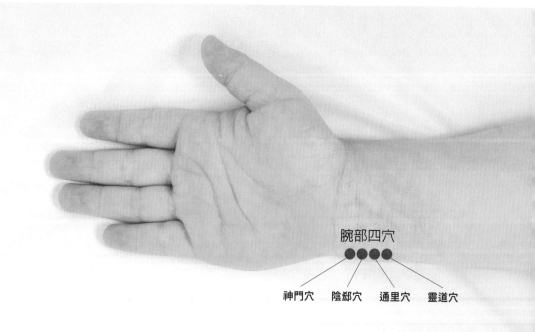

腕部四穴

神門穴　　陰郄穴　　通里穴　　靈道穴

2. 早熟就意味著早衰，讓孩子像孩子一樣玩耍

疏通心經的易堵塞穴位，能夠安心神，促進氣血運行。

中醫認為心的主要作用是主神明和血脈。《黃帝內經・靈蘭秘典論》中說：「心者，君主之官也，神明出焉。主明則下安，以此養生則壽。」心臟正常，人體其他臟腑的功能才能正常，如果心臟有了病變，君主之官的作用不能正常發揮，其他臟腑失去主宰，就會功能失調，病變隨之產生。

孩子的臟腑稚嫩、心靈純淨，由情緒引發的疾病相對很少。但近年來幼兒教育成人化、功利化，使孩子的童年缺少快樂與稚氣，很多孩子像個小大人一樣變得心事重重，有的孩子甚至出現心慌、胸悶的症狀。疏通心經的易堵塞穴位可以幫助緩解這些症狀，但要想從根源上解決，還是要恢復孩子的童真本性。

請記住：早熟就意味著早衰。

探查、疏通小腸經易堵塞穴位，排出腸道寒涼，讓孩子吸收好

1.孩子小腸經上有兩個易堵塞穴位：天宗穴、後溪穴

中醫認為心和小腸是表裡關系，都是屬火的。孩子在小腸經上經常出現某些易堵塞穴位，這反映了他身體上的一些問題和隱患。因為我們現在經常吃一些冰的、涼的東西，在消化系統中，小腸是主導食物轉換的重要場所，根據我的觀察，很多孩子的小腸裡面都是偏寒涼的，這點在小腸經上就能體現出來。

天宗穴

最直觀的，能夠體現出小腸寒涼的穴位是天宗穴，天宗穴在肩胛骨的中心點上。當您按揉孩子的肩胛骨中心點的時候，他會覺得癢癢，不太配合，所以我疏通天宗穴通常是用吮痧的方式。讓孩子穿上露出肩胛骨的小背心，把孩子抱過來，注意室溫別太冷，然後您用嘴努力地去吮吸這個穴位。

天宗穴怎麼確定呢？我們的肩胛骨是個三角形，您把這個輪廓畫好，三角形的中心點差不多就是天宗穴。

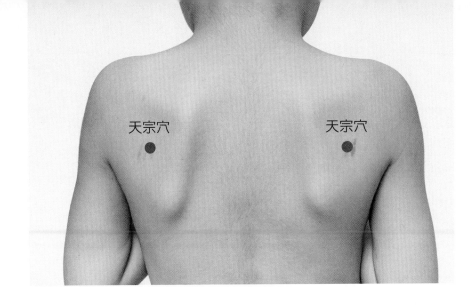

天宗穴　　　　　天宗穴

　　用嘴吮吸這個位置，有點像拔罐，您要用力往上拽一下，後面我會詳細地講吮痧的方法。吮吸之後，您往外一拽，這個位置的局部可能就紅了。尤其是大量喝酸奶，從小就喝冷飲、大量吃水果的孩子，在他兩側肩胛骨的天宗穴上吮痧，非常容易就出痧了。這是什麼呢？這就是小腸裡的寒。

　　如果您的孩子經常喝酸奶、冷飲，吃水果，您就可以定期地一個星期給他在天宗穴吮一次痧。另外，讓孩子盡量少吃寒涼的東西，甚至停掉，然後您再去給他在天宗穴吮痧，您會發現這裡沒有那麼紅了，慢慢地就不出痧了，這個位置就沒問題了。

後溪穴

　　小腸經上的另一個易堵點？在孩子手掌的側面小指掌指關節的後方，叫後溪穴。後溪穴是通脊柱的，您偶爾可以給孩子在這個點上輕輕地揉一揉，如果他感到有點疼，您就給他多揉一會兒；如果他沒有感覺，就不用揉了。

　　疏通小朋友的小腸經，重點區域就是天宗穴。

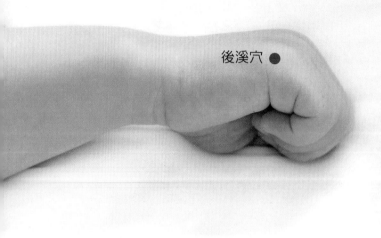

後溪穴 ●

2. 小腸怕寒涼，盡量少給孩子吃寒涼的食物

疏通小腸經的易堵塞穴位，可以袪除小腸中的寒氣，讓吃進去的營養能夠更好地吸收，促進孩子生長發育。

《黃帝內經‧靈蘭秘典論》中說：「小腸者，受盛之官，化物出焉。」食物經過胃的腐熟後，到達小腸，小腸是把食物轉化為人體所需營養的重要場所。

現代醫學研究證實，小腸是人體中的消化、吸收器官，裡面有各種促進營養消化、吸收的消化酶。而消化酶的工作狀態取決於腸道內的溫度（最佳溫度為37℃），溫度過低就會降低消化酶的工作效率而影響營養的吸收，並產生代謝垃圾。

對於小孩來說，飲食寒涼會降低小腸的溫度，使食物的轉化、吸收受到影響，進而影響生長發育。

疏通小腸經的易堵塞穴位可以幫助身體排寒，但避免錯誤的餵養方式才是孩子茁壯成長的前提，家長一定要重視，盡量不給孩子吃冷飲等寒涼之物。

◆

第四章

如何探查、疏通孩子膀胱經、腎經、心包經易堵塞穴位

....

◎ 探查、疏通膀胱經易堵塞穴位，
　讓孩子不受寒、不得風寒風寒

◎ 探查、疏通腎經易堵塞穴位，
　為孩子的生長發育提供原動力

◎ 探查、疏通心包經易堵塞穴位，
　讓孩子情緒好，開朗活潑

探查、疏通膀胱經易堵塞穴位，讓孩子不受寒、不得風寒感冒

1. 孩子膀胱經上有四個易堵塞穴位：委中穴、合陽穴、承山穴、崑崙穴

　　膀胱經是人體的第一道屏障，它在我們身體的背面。在風寒，尤其是風寒感冒的時候，您會非常明顯地體會到膀胱經的存在。一般風寒感冒之後，您會有什麼感覺呢？頸背部僵緊，這就說明在風寒侵襲體表之後，您後背上的肌肉系統、骨骼系統、皮膚系統，它們之間的關係一定不好了，氣血流動變差了，所以才有後背僵緊的感覺。

委中穴

　　膀胱經的常見堵點在小腿膝關節以下。首先是委中穴，委中穴位於膝蓋後面膕窩的中點。

　　疏通這個穴位，小朋友一般不會感到明顯的疼痛，但時常腰酸背痛的成年人，委中穴那甚至有個大疙瘩。這種情況，疏通委中穴會感到疼痛。小朋友什麼時候會感到疼痛呢？比如孩子六七歲，開始快速長身體的時候，膝關節可能會疼，這時候您可以在

膝關節後面的委中穴給他輕輕地揉一揉。

合陽穴

在委中穴直向下大概三指寬兩寸的位置上，有一個穴位叫合陽穴。這個穴位剛好是兩瓣肌肉的結合部，所以探查、疏通合陽穴，往往會有一些疼痛反應。我喜歡給孩子輕輕地點按鬆懈這裡，如果有僵緊的感覺，您給他揉一揉就行了。

承山穴

還有就是小孩子天天都是跑來跑去的。中醫認為孩子的陽氣都在腿和腳上，所以小孩子愛跑是天性，他如果不動反而是個問題。老是愛跑的話，小腿上的肌肉有時就會有僵緊的感覺。

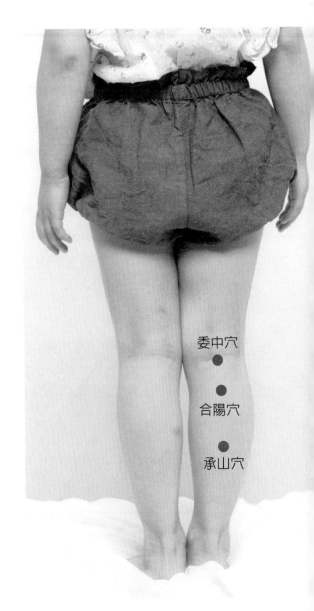

委中穴

合陽穴

承山穴

　　讓孩子微微施力踮起腳尖,小腿後面肌肉浮起的尾端就是承山穴,它位於人體小腿的後面正中間。

　　給孩子探查承山穴的時候,這裡往往也是僵緊的,那麼您就可以給他輕輕地點按鬆懈一下這裡。您還可以在承山穴的兩邊給孩子輕輕地捏一捏,您一捏他覺得有點疼了就鬆開手,再捏,再鬆開手,反覆幾次,這裡就變得輕鬆了。

崑崙穴

　　膀胱經上還有一個易堵塞穴位叫崑崙穴。崑崙穴是在足外踝腱最高點和跟腱連線的中間凹陷處。您在揉的時候要注意,握住孩子的小腳丫,用手托著他的腳底板,大拇指剛好就能放在凹陷處。給孩子揉的時候您的大拇指稍微向下發力,抵在骨頭上緣來發力,輕輕地揉。

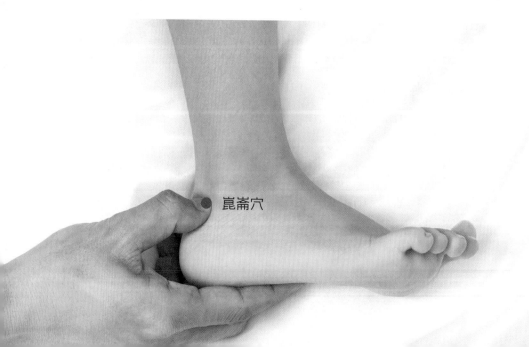

崑崙穴

　　我發現好多孩子按揉這個位置都疼。就是因為膀胱經是人體的第一道屏障，尤其在夏天，無處不在的冷氣會蓄積在肌表，這時候按揉崑崙穴就會有疼痛、酸脹的反應。

　　這裡要特別說明一下，您揉到哪個穴位疼的時候，絕不是意味著它對應的臟器出大問題了，它可能只是有了一個小隱患，所以您不必太焦慮。對孩子，我喜歡兩個手同時握住他的小腳丫後面，給他輕輕地揉一揉，跟他做個遊戲，讓他數60個數，每數一個數點按一下，這樣崑崙穴的痛感很快就減輕，甚至消失了。

　　疏通了膀胱經上的易堵塞穴位，其實不僅僅是疏通了膀胱經，它對孩子的十二臟器都有保護的作用。疏通膀胱經小腿這一段可以緩解手腳冰涼等症狀。比如風寒初期的時候，膀胱經這裡反應比較強烈，在疏通之後對緩解風寒很有幫助。還有像天冷了，有時候孩子白天跑得多，半夜的時候腿就會抽筋。如果您提前給孩子疏通了合陽穴、承山穴、崑崙穴，他就不會抽筋了。

2. 膀胱經是人體抵禦外邪的第一道屏障

　　疏通膀胱經的易堵塞穴位，能夠提高身體抵禦外邪的能力，預防風寒感冒。

　　膀胱經的線路，從頭到腳貫穿整個人體後部，它是人體抵禦外邪的第一道屏障。很多人在風寒感冒時有這樣的體會：初起時頭頸部頭痛，嚴重時沿著膀胱經線路從脊柱兩側直到大腿、小腿

後側都會酸痛，發生疼痛的原因是體內的正氣與寒氣鬥爭所致。

《黃帝內經》中一再強調「聖人避風如避矢石」，在古代，能夠遠距離，並且在不知不覺中傷人的有什麼呢？就是石頭。聖人把風比作矢石，這個風從後面吹過來，偷偷摸摸的，所以又叫賊風。人體靠什麼對付從後面而來的賊風呢？要靠膀胱經。

疏通膀胱經，保持膀胱經氣血暢通，讓身體隨時警覺，袪除寒氣。《黃帝內經》講到養生問題時提出「虛邪賊風，避之有時」，這也要求家長不能麻痺大意，在寒冷環境、冷氣充足的時候要給孩子做好禦寒等防護措施，防患於未然。

3. 在膀胱經上吮痧，讓孩子不風寒

作為家長，有一種預防孩子風寒的方法，您一定要學會，就是吮痧。吮痧可以及時清除侵入體表的寒邪，避免之後發展成風寒，甚至重風寒。

孩子受到寒涼刺激，一打噴嚏，就需要給他吮痧了

您看第59頁這張照片，是我給我家小朋友吮痧後的一張照片。

我們當時住在北京，天挺熱的，我們早上起來的時候把窗戶和門都打開了，這樣就有一個對流的風，結果孩子在客廳玩積木的時候就打了五六個噴嚏。

人為什麼會打噴嚏？只有當異物進入鼻孔時，比如空中飄著

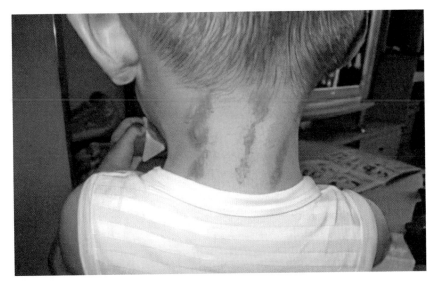

孩子受寒後，即時給孩子吮痧，把寒邪排出體外。

柳絮、楊絮，您在街上走著無意中吸進去一個，這時您才會一直打噴嚏。這種引起您打噴嚏的異物是有形的，那無形的是什麼呢？

比如您帶著三四歲的孩子去商場，夏天的時候冷氣開得很足，我們成年人一進去沒感覺，可是小朋友一進去走個三五步，就會打幾個噴嚏，這說明小孩子體內的正氣很足。這時候寒氣也同樣進入我們體內了，可是成年人的正氣已經開始走下坡路了，所以他就沒有力量通過打噴嚏把侵入體內的寒氣打出去。

我們家有一個習慣，只要孩子一打噴嚏，就趕緊地把他抱過來，從脊柱頭項部開始到脊柱兩側膀胱經一口一口地往下吮吸。為什麼這樣做呢？孩子一打噴嚏就是告訴我們「敵人」已經來了。敵人在哪兒呢？在肌表，打噴嚏本身不僅是在報警，同時也在開

始清理體內的垃圾了。

　　這時候在他的病位，也就是膀胱經上吮痧，能快速把侵入體表的寒邪驅趕出去。我在我們家孩子身上做過試驗，在他沒有任何問題的時候，怎麼吮吸也不會出痧，有問題的時候，輕輕吮吸一口痧就出來了。

　　至於吮痧具體吮到哪兒？有的朋友說從頭項部吮到大椎穴。不一定，這要站在身體的角度來思考。如果這次「敵人」來得少，可能吮到大椎穴差不多就不出痧了；但如果來得多，可能要一直吮到後背膀胱經的兩側。

　　下邊這張照片是我給我們家孩子吮痧後的照片。那次「敵人」來得比較多，寒邪侵入體表比較多，我就從孩子的頭項部，直到後背膀胱經一口接一口地吮吸，每一口都出痧，一直吮到差不多腰部。當吮完了，心裡也就踏實了，因為寒邪侵入的局部已經鬆懈了，氣血流動正常了，身體也就和諧了，就不會有後面的風寒等問題了。

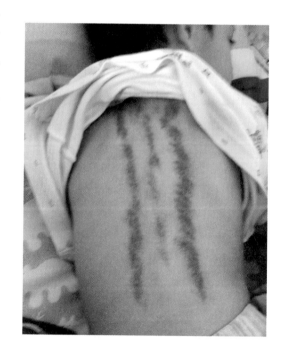

每個家長都應該學會的外部祛寒法

如果在孩子因爲受寒打噴嚏後沒有給他吮痧，到了下午兩三點，陽氣最旺盛的時候，人體的正氣和邪氣就要進行對抗，在體內就會產生一些制熱源，孩子就會發燒。

大家注意了，小孩子發燒經常會到40℃，而成年人體溫到39℃就很難承受了。這是因爲成年人的正氣已經開始走下坡路了，而孩子的正氣很足，它和「敵人」鬥爭得非常激烈，就產生了發高燒的現象。

這時候如果您把孩子送去醫院，一驗血白血球高，醫生就用了抗生素來輸液。您想一想，明明是一個外在的受寒，結果把冰冷的液體輸到體內，寒涼的藥物注入體內，這不形成了內寒嗎？所以吮痧是我一直在推廣的，最安全、有效的祛除外感寒邪的一個方法，真心希望每一個家長都學會吮痧。

吮痧的方法和特點

吮痧的方法很簡單，就是讓孩子以舒服的姿勢坐著或趴著，家長從他的脊柱頭項結合部開始，把嘴固定在這個位置上，您稍用力地往外一嗑，「啵」的一下，您可以在一個地方吸三下啵一下，再沿著督脈和膀胱經依次向下，一口接一口地嗑，從孩子的髮際線吮吸至肩背部。

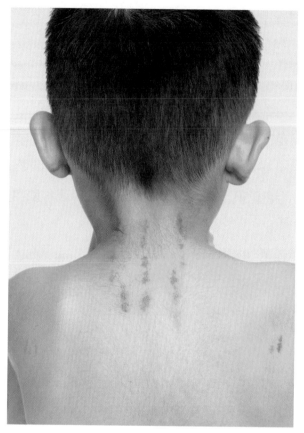

小兒吮痧效果

　　吮痧的特點是什麼呢？首先它非常簡單，易操作，而且孩子基本不會感到任何痛苦，他以為您在和他玩呢，就把病邪祛除了。膀胱經是人體的第一道屏障，如果孩子有點打噴嚏、流鼻涕，那就說明外邪已經侵襲了他的第一道屏障，成年人可以用刮痧的方法來祛除，可是孩子的皮膚很嬌嫩，您就可以用吮痧的方法來祛除。

　　我家小朋友在不到八個月大的時候，第一次發燒，那天下午3點左右他媽媽帶他下樓轉了一圈，上樓的時候媽媽就說孩子額頭好像有點燙。我就把孩子抱過來，從他脖子後面開始吮痧。因為孩子那時候特別胖，也不配合，身體搖來搖去的，我覺得當時吸得不太好，東一口西一口的，反正後背膀胱經兩側有一些小紅點點。

　　結果我吸完後，沒超過十分鐘，孩子的小腦門兒上就出汗了，再摸額頭，燒就退了。後來，只要我家孩子受寒發燒，有點兒風吹草動的時候，我就迅速地把他抱過來開始吮痧。在這個過程中，家長其實就是把愛心釋放出去，最重要的是防病於未然。

吮痧的最佳時機

　　我家老大現在十多歲了，真正到他發燒需要用藥的階段只有一次。那次在孩子身上大意了，覺得他可能受寒了，但是沒給他吮痧，結果正巧趕上大寒節氣，孩子燒了七天，這七天對我來講真的是太煎熬了。

　　所以吮痧最重要的是防病於未然，等到燒起來了，您再去處理，它還有很多的變化，您會非常焦慮。還不如平時您警覺一點，及時把這些隱患清除在萌芽狀態，所以吮痧的時機很重要。

　　第一，孩子剛有點打噴嚏、流鼻涕的時候。比如半夜睡覺蹬被子受風著涼了，這時候，您需要趕緊把孩子抱過來吮痧。

　　第二，孩子在低溫環境下停留的時間太長了。比如夏天在捷運裡冷氣開得非常足，孩子穿得又比較少，時間稍微長一點，身

體就會受到寒邪的侵襲。

第三，就是孩子出汗後吹冷風。孩子玩得一身汗，再坐捷運或者風一吹，第二天就可能開始發燒、咳嗽。

第四，立秋後每一個節氣轉換時。立秋後天越來越涼了，西北風開始吹，孩子經常會有鼻塞、流鼻涕的情況出現，這就是一個警報，提醒您需要馬上給他吮痧了。

我是吮痧的受益者，十年來推廣吮痧之法，很多家長也受益了。有的家長跟我說，在吮痧的時候可能用力過猛了，把舌頭都吸出泡來了，吮痧的時候不要用太大的力氣，一般不會出現這種情況。還有家長跟我說，他給孩子吮完之後自己狂打噴嚏，這種情況我從來沒有過。我覺得孩子出現問題了，您趕緊幫他解決掉，後面成年人的事就好辦了。

說實話，我已經給孩子吮痧十年了，這幾年一直在吮，從來沒有出現過喉嚨痛、狂打噴嚏的情況。如果有的媽媽身體比較弱，那您就讓爸爸來做。在我們家吮痧這個活就是我來做的。我太太一般都非常警覺，她先發現苗頭不對，孩子好像受寒了要發燒，剩下的我來做。

吮痧的時機非常重要，如果錯過了這個時機，比如孩子已經燒起來了，您再去吮，往往效果就不明顯，局部也不太容易出痧。因為病位已經入裡了，寒邪已經侵入到體內甚至臟腑中了，這時候就不是簡單的吮痧能解決的了。所以孩子受了寒邪，越是在早期干預，越容易解決，家長就能越省心，孩子就能少遭罪。

有的家長問我，給孩子刮痧行不行？因為孩子皮膚非常嬌嫩，

刮痧會損傷他的皮膚，孩子也不會配合，拔罐也沒有必要，因為吮痧這個動作本身就有拔罐的意思了。有的家長說初次給孩子吮痧，孩子特別不配合，那您就先撫摸撫摸他，安撫安撫他，然後再跟他講我們來做個遊戲，把他抱在腿上，然後您再試一下。

吮痧，還可以吸孩子肩頸的兩側

根據我的經驗，除了吮吸脊柱兩側膀胱經，還有沿著脖子兩側的膽經線路您也可以給孩子吮一下，往往這個地方也會蓄積一些垃圾。

尤其在風寒風寒初期，因為從肌表外邪還要往裡面深入，所以您在膽經的線路上給它阻斷一下，往往效果也很好。現在我家孩子受了風寒，後背及頸項部經常被吸出五道槓，分別是脊柱、兩側膀胱經和頸部的兩側。

家長把愛心釋放出去，孩子基本沒有任何的痛苦，同時還能防病於未然，我覺得這也許就是醫學的最高境界。希望您能把這個吮痧的方法用到孩子身上，每個星期可以給孩子體檢一次，吸一下。

吸完痧之後，多長時間能洗澡呢？根據我的經驗，這個不是太重要，只要洗澡的時候注意避風，不要讓孩子再受寒，就行了。甚至有的孩子正在打噴嚏、流鼻涕，您給他吸完痧之後噴嚏就止住了，鼻涕也不流了。

探查、疏通腎經易堵塞穴位，
為孩子的生長發育提供原動力

1.孩子腎經上有三個易堵塞穴位：
　 大鐘穴、水泉穴、照海穴

　　腎經的易堵塞穴位在腳踝上，所以我經常說平時多給孩子捏捏小腳丫、捏捏小手，其實您就已經在呵護他的健康了。

大鐘穴

　　在膀胱經崑崙穴的對面，足內踝腱（最高點）和跟腱連線的中點向下五毫米至骨頭上緣處，這裡有一個窩窩就叫大鐘穴。在這個位置您偶爾給孩子按揉一下就可以了。

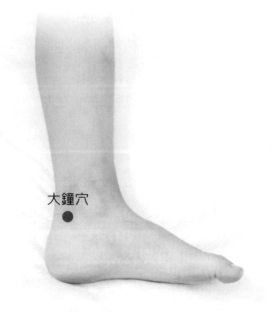

大鐘穴

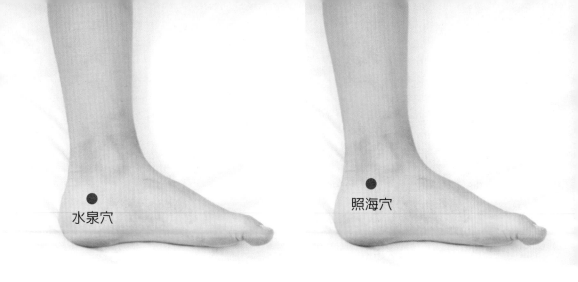

水泉穴

照海穴

水泉穴

再往下在足內踝腱和足跟腱連線的中點處，這裡是水泉穴。按揉水泉穴的時候，有的孩子會覺得疼，這時候您就給他輕輕地揉一分鐘左右就可以了。

照海穴

將足內踝腱、足跟腱、水泉穴三點連成一條直線，將拇指放在水泉穴上，沿著這條線向斜上方輕推至踝骨下端的骨縫處，這裡就是照海穴。

給孩子按揉這個位置，有時候會疼，這是怎麼回事呢？比如孩子老清嗓子，咳嗽兩三個月了，這種情況下，按揉照海穴和水泉穴這兩個位置都可能會疼。還有孩子小便頻繁，沒一會兒就要去一趟廁所，您覺得他好像著涼了，這時候按揉水泉穴、照海穴也經常會有疼痛的反應。

平時多探查、疏通這些穴位，對養腎護腎是有一定作用的，所以探查、疏通腎經上的易堵塞穴位，對於緩解腰酸怕冷、小便頻繁、久咳、喘咳都是有幫助的。

2. 腎爲先天之本，腎經暢通， 孩子才能生長發育好

疏通腎經的易堵塞穴位，可以促進孩子生長發育，緩解久咳、小兒尿床、小便多等症狀。

中醫認爲，腎能夠藏精，腎氣爲人身諸氣之根，是生長發育的原動力，故稱腎爲「先天之本」。

《黃帝內經・素問・上古天眞論》中說：「丈夫八歲腎氣實，髮長齒更；二八，腎氣盛，天癸至，精氣溢瀉，陰陽和，故能有子⋯⋯；五八，腎氣衰，發墮齒槁⋯⋯」這是腎中精氣對男性生長、發育、生殖所發揮作用的規律性總結。

在孩子的生長發育過程中，如果過度損耗腎精，就會破壞這個規律。而飲食寒涼、環境寒涼、熬夜、食物中的激素過度攝入等不良行爲都是耗損腎精的主要因素。

從腎經的循行線路看，腎經經過肺臟，這可以解釋爲什麼久咳會傷腎氣。按揉腎經的易堵塞穴位可以緩解小兒久咳，對於發燒後的咳嗽立即按揉腎經的照海穴會很快見效。

腎主生殖、發育，泌尿系統的問題也可以通過疏通腎經來輔助調理。有的孩子五六歲了，夜間如果經常尿床，可以按揉腎經和脾經的易堵塞穴位來調理。

探查、疏通心包經易堵塞穴位，
讓孩子情緒好，開朗活潑

1. 孩子心包經上有三個易堵塞穴位：
　　天泉穴、肘下二寸、郄門穴

天泉穴

　　首先把孩子的手掌向上放平，放平之後手臂的正中線上就是心包經的線路。在肱二頭肌的中上段，您用手指指間關節輕輕地敲一敲，會有一個僵緊的地方，這裡就是天泉穴。

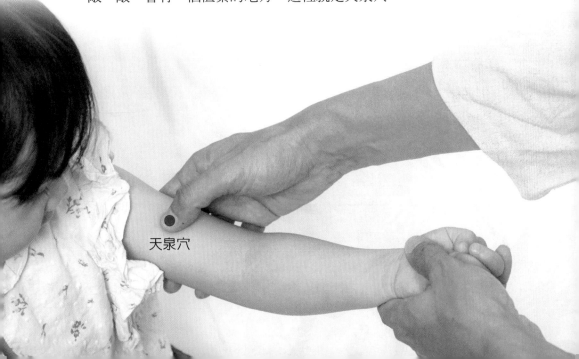

天泉穴

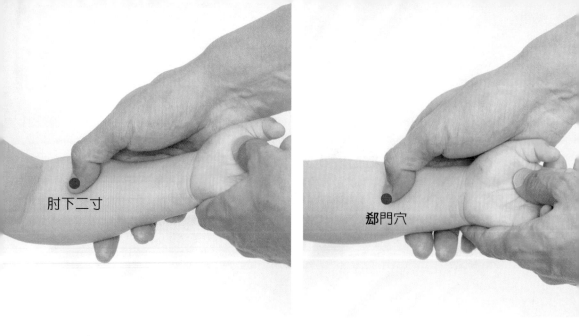

肘下二寸

郄門穴

肘下二寸

繼續沿著手臂上的心包經向下探查，在肘橫紋向下三指寬的
正中線上，探查的時候有的人會疼，這裡就是肘下二寸。在肘下
二寸上您可以給孩子輕輕地揉一揉，感受一下，如果有僵緊的感
覺，就多揉一會兒。

郄門穴

再往下探查，在腕橫紋向上五寸的地方敲擊、按揉，可能會
有僵緊、疼痛的感覺，這裡是郄門穴。

疏通心包經重點探查的區域是手臂上端。有的孩子肱二頭肌
特別硬，您就輕輕地從上向下幫他點按點按、捏一捏這個區域就
行了。肘下二寸和郄門穴不作為重點疏通的穴位。心包經如果能
夠暢通，會讓孩子更開朗活潑，看到孩子情緒好、開心，家長自
然也就開心了。

2. 疏通心包經，讓孩子更快樂

疏通心包經的易堵塞穴位，能舒緩情緒讓孩子更快樂。

《黃帝內經・靈蘭祕典論》中說：「膻中者，臣使之官，喜悅出焉。」這裡的膻中特指心包，中醫所說的心包與情緒的關係最為密切。不良的情緒會傷害心包，受傷的心包會使情緒變得更焦慮、煩躁。保持心包經的暢通可以舒緩情緒，讓心情愉快。

孩子生來就是快樂的，容易焦慮的是成年人。都說孩子是一面鏡子，反射出家長的樣子。作為家長，也可以疏通心包經，幫助身體平復情緒，不焦慮的父母一定能培養出天真、快樂、真誠、善良的孩子。

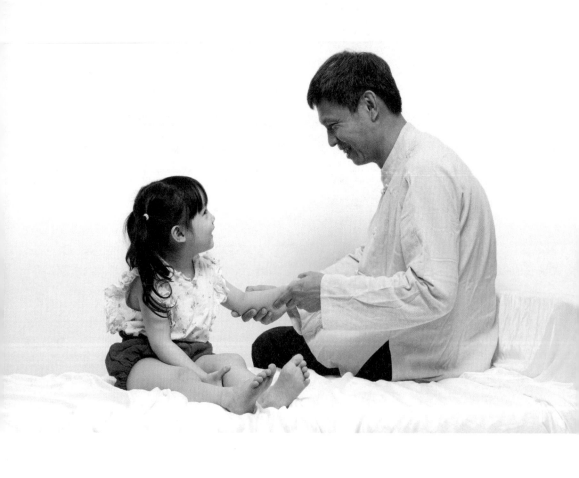

第五章

◆

如何探查、疏通孩子 三焦經、膽經、肝經 易堵塞穴位

‥‥‥‥‥‥‥‥‥‥‥

◎ 探查、疏通三焦經易堵塞穴位，
讓孩子脾氣好、不哭鬧

◎ 探查、疏通膽經易堵塞穴位，
讓孩子晚上不哭鬧、睡得香

◎ 探查、疏通肝經易堵塞穴位，
讓孩子肝氣舒暢、不急躁

探查、疏通三焦經易堵塞穴位，
讓孩子脾氣好、不哭鬧

1.孩子三焦經上有兩個易堵塞穴位：消濼穴、四瀆穴

消濼穴

　　消濼穴位於手臂上段肱骨的中點外緣處。我們的手臂上段只有一根骨頭叫肱骨，在上臂外側肱骨的中間下緣，您輕輕地按一按感覺有絮狀的東西，有點疼，這裡就是消濼穴。

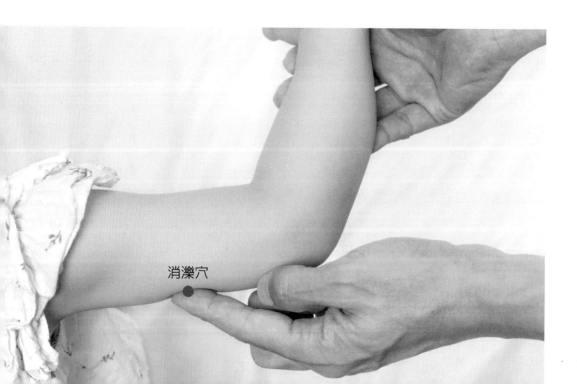

消濼穴

　　如果這個位置是緊的，您就給孩子輕輕地點按點按，幫他鬆懈一下。按揉消濼穴，往往成年人的痛感特別明顯。

四瀆穴

　　還有前面提到過的四瀆穴，因為它位於兩瓣肉之間，所以特別容易出現堵塞。手掌向下放平，前臂微曲，在肘部到腕部的正中線上，從肘關節橫紋處向下三指寬處，就是四瀆穴。

　　您在這兒給孩子輕輕地揉一揉、點一點，就可以了。尤其是孩子風寒發燒之後，晚上九點多上床後開始咳嗽了，您給他揉一揉三焦經上的這兩個易堵塞穴位，止咳效果會比較明顯。還有比如孩子經常生氣、哭鬧、發脾氣，您晚上也可以給他揉一揉這兩個穴位，很可能就把孩子這方面的問題給解決了。

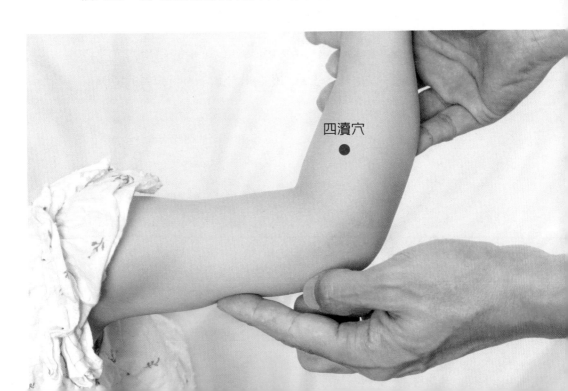

四瀆穴

2. 三焦經暢通，
孩子才能消化吸收好、睡眠好

　　疏通三焦經的易堵塞穴位，讓孩子消化好、心情好、不哭鬧。

　　《黃帝內經‧靈蘭秘典論》中說：「三焦者，決瀆之官，水道出焉。」《難經‧六十六難》中說：「三焦者，原氣之別使也，主通行三氣，經歷五臟六腑。」三焦關係到飲食的消化、吸收，以及排泄。

　　現代有一種說法，認為三焦系統參與調節人體的內分泌系統，對於激素的分泌有影響。比如上焦對應腦垂體、松果體、甲狀腺；中焦對應胸腺、胰腺；下焦對應性腺、腎上腺。我認為這種說法有一定的道理，因為我遇到的有甲狀腺、糖尿病等內分泌失調性疾病的人，三焦經的易堵塞穴位個個痛不可摸。

　　情緒的劇烈波動會影響激素的分泌，經常熬夜、不按時作息也會傷到三焦經。所以三焦經容易堵塞，線路上的易堵塞穴位要經常探查、疏通，以提升孩子的消化吸收能力，保持優質的睡眠。

探查、疏通膽經易堵塞穴位，
讓孩子晚上不哭鬧、睡得香

1. 孩子膽經上有三個易堵塞穴位：
風市穴、懸鐘穴、足臨泣穴

《黃帝內經·素問·六節藏象論》中說「凡十一臟取決於膽」，可見膽在十二臟器中非常重要，因此疏通膽經的易堵塞穴位對孩子來說也非常重要。

風市穴

膽經的易堵塞穴位在下肢，在大腿的外側中線上有一個穴位叫風市穴。您可以讓孩子雙腳立正站好，雙手垂直併攏放於大腿外側，中指指尖點的那個位置就是風市穴。

探查、疏通孩子風市穴的時候力度一定要輕，因為這個地方很可能會疼。

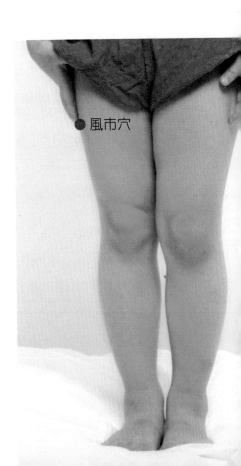

風市穴

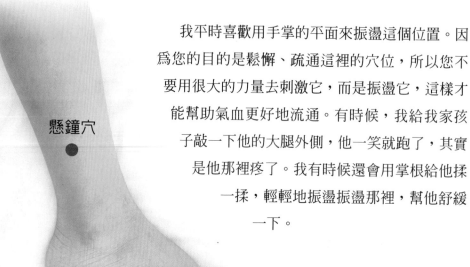

懸鐘穴

我平時喜歡用手掌的平面來振盪這個位置。因為您的目的是鬆懈、疏通這裡的穴位，所以您不要用很大的力量去刺激它，而是振盪它，這樣才能幫助氣血更好地流通。有時候，我給我家孩子敲一下他的大腿外側，他一笑就跑了，其實是他那裡疼了。我有時候還會用掌根給他揉一揉，輕輕地振盪振盪那裡，幫他舒緩一下。

懸鐘穴

繼續向下疏通就到了腳踝，外踝腱向上四指寬處就是懸鐘穴。您輕輕地給孩子揉一揉這裡，如果裡面有一些硬硬的感覺，或者有一些僵緊，您就多揉一會兒，輕輕地給他把這裡揉開。

足臨泣穴

膽經上還有一個易堵塞的穴位是足臨泣穴，成年人的足臨泣穴一按都特別疼。您將食指放在孩子的第四腳趾和第五腳趾之間，然後直直地向上推，推到大概腳面的中間時，會有一個骨頭縫，這裡就是足臨泣穴。

疏通這個穴位，感到疼的小朋友應該不太多，但成年人一般

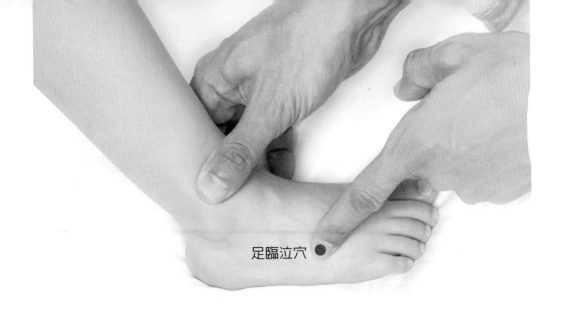

足臨泣穴 ●

都很痛，因為成年人熬夜、生氣、焦慮等，對膽經的影響都非常大，所以在肌表外面就會有這樣的強烈反應。

2. 膽經暢通，孩子才會避免受驚嚇、茁壯成長

疏通膽經有什麼好處呢？首先「凡十一臟取決於膽」，它跟其他所有臟器都有關聯，膽經暢通了，對膽以及其他內臟都有一定的養護作用；另外像孩子晚上哭鬧、多夢、半夜12點咳嗽、口乾等，疏通膽經，能在很大程度上緩解、調治這些問題。

疏理膽經的易堵塞穴位可以促進膽汁適量分泌，幫助脂肪等食物更好地轉化吸收，為身體提供更多能量，保證孩子健康、茁壯地成長。

受寒、焦慮、熬夜、受驚嚇都會使膽受傷，作為家長要在這些方面警覺，育兒功夫在平時。

探查、疏通肝經易堵塞穴位，
讓孩子肝氣舒暢、不急躁

1. 孩子肝經上有兩個易堵塞穴位：
　陰包穴、太衝穴

陰包穴

　　小朋友肝經上的易堵塞穴位有兩個。一個是陰包穴，在大腿內側的正中線上，膝關節上方大概一個手掌寬的地方。

　　探查陰包穴一般會有僵緊的感覺，我經常先用掌根給孩子在陰包穴揉一揉，揉的時候如果他覺得疼了，我就用拳頭的側面輕輕地給他在這個位置振盪一下。

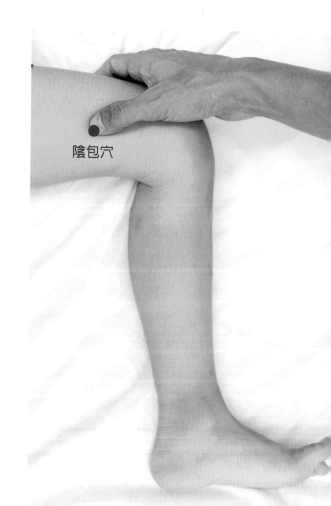

陰包穴

　　其實疏通陰包穴感覺到疼或僵緊，就說明身體已經出現了一些問題。當下不管是成年人還是小朋友，都有一種向上的力量太猛了，而肝氣是需要舒展的，它平時應該是柔軟的狀態。這兒緊繃了，我們把它揉開，裡面的肝氣就會順暢起來。

　　當疏通陰包穴痛感下降，甚至消失之後，這裡局部會變柔軟，您會發現孩子的脾氣也緩和了，不再暴躁易怒了。成年人也是這樣，疏通肝經的時候會打嗝、排氣，這是在把你日積月累的不良情緒排解出去，之後您會發現自己的脾氣變好了，跟著人際關係也變好了。

太衝穴

　　肝經上的易堵塞穴位除了陰包穴之外，還有太衝穴。太衝穴在腳面最高點，大腳趾與二腳趾分岔的凹陷處。

　　有時候我喜歡托著孩子的小腳丫，從太衝穴開始輕輕地給他點按點按。不管是腳面上的縫縫，還是手掌背上的縫縫，如果您有時間的話，都可以經常輕輕地幫孩子點按點按。這些經絡最遠端的縫隙如果是暢通的，就證明孩子的氣

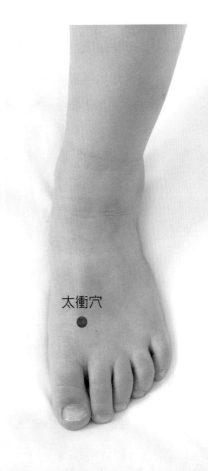

太衝穴

血能量可以佈散到身體的最遠端，也就說明他的臟腑功能是非常好的。

2.肝經暢通的孩子，生長發育和睡眠都不會差

疏通肝經的易堵塞穴位，讓孩子肝氣舒暢、不急躁。

《黃帝內經・素問・靈蘭秘典論》中說：「肝者，將軍之官，謀慮出焉。」肝的主要生理功能是主疏泄，主藏血。

肝主疏泄，疏泄代表肝應該是柔和舒暢的狀態，既不抑鬱也不亢奮，從而使全身臟腑組織的氣機保持平衡協調。孩子雖然身體嬌嫩，但生命力旺盛，這個生機就是由肝來提供的。

肝主藏血，指肝臟具有貯藏血液和調節血量的作用。休息和睡眠時，身體外周的血液需求量相應減少，大量血液就歸藏於肝，所以《黃帝內經・素問・五臟生成篇》中說：「故人臥血歸於肝。」睡眠好，一覺到天亮說明肝血充足。

疏通肝經，幫助肝處在最佳狀態，讓肝氣舒暢，保持孩子的旺盛生機，孩子呈現給我們的就是不急躁、張弛有度的狀態了。

總結：

　　對十二經絡上的這些易堵塞穴位，您一個星期給孩子從上向下輕輕地按揉按揉，探查一下就行。別看我講了三十多個易堵塞的穴位，實際上一個三四歲的小朋友，也許只有不超過十個疼痛點和僵緊點。您一星期抽出十來分鐘的時間，就可以幫他疏通了。

　　如果孩子的身體是柔軟的，氣血是暢通的，就證明此時此刻孩子是健康的；您也可以觀察他的食慾、起居、睡眠，這時候應該是非常好的狀態。所以一星期給孩子做一次經絡體檢，及時發現、疏通孩子經絡中的一些堵塞點，孩子身體健康，家長也就安心了。

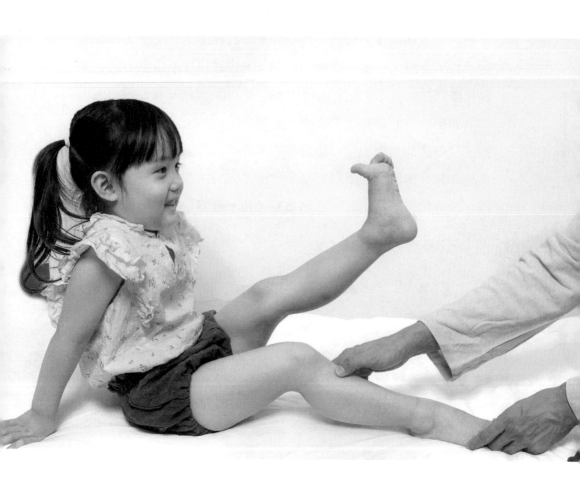

第六章

孩子每日睡前
必做的保健法

◎ 捏脊一次，孩子的五臟六腑全都保養了

◎ 揉足三里，給孩子一個強健的脾胃

◎ 擦湧泉，固腎氣，讓孩子發育好、長得高

◎ 極輕摩腹，讓孩子睡得好、大便通暢

捏脊一次，
孩子的五臟六腑全都保養了

　　前面說過，每週您給孩子在身上一些重要的穴位探查一下，做一個經絡體檢，在僵緊、疼痛的地方給他揉一揉、按一按，這是一週一次的養護。那麼，在每一天當中，尤其在睡前，您也可以拿出十幾分鐘的時間，給孩子做一些簡單的愛撫，這對他的健康是有極大幫助的。

　　其實在育兒的過程當中，我們總能從孩子身上學到很多東西，所以，在和孩子進行親子互動時，還是那句話，放下您的目的和企圖心，享受和孩子交流、溝通的那種快樂。

　　每天在孩子睡覺前，您可以給他捏捏脊，這樣可以調動身體的正氣，能夠強健脾胃，促進消化。其實捏脊給孩子身體帶來的好處，絕對超出你的想像。

1. 捏脊，等於在調養五臟六腑

　　脊柱位於後背的中央，屬土；而脾也位於五臟的中央，屬土，所以捏脊能夠健脾。《黃帝內經・素問・金匱真言論》裡特別提到，五臟在肌表各有一個通道，比如肺的通道在肩背，肝的通道在頸項，脾的通道在脊背上──「中央為土，病在脾，俞在脊。」

所以通過對孩子脊柱和脊柱兩側膀胱經的按揉，就是間接地在對脾進行保養，這是捏脊的其中一個作用。

另外，脊柱兩側分佈著十二臟器的通道。什麼意思呢？就是在脊柱兩側旁開兩指寬是膀胱經的第一側線，從第三胸椎開始，脊椎突出的地方旁開兩指寬叫肺俞，依次向下為厥陰俞、心俞、膈俞、肝俞、膽俞、脾俞、胃俞、三焦俞、腎俞、大腸俞、小腸俞、膀胱俞，等等。俞在這裡是通道的意思，也就是說，您在刺激整個脊柱兩側的時候，就是在對體內的十二臟器進行保養，對身體裡面十二臟器的功能有一個喚醒、激活的作用。

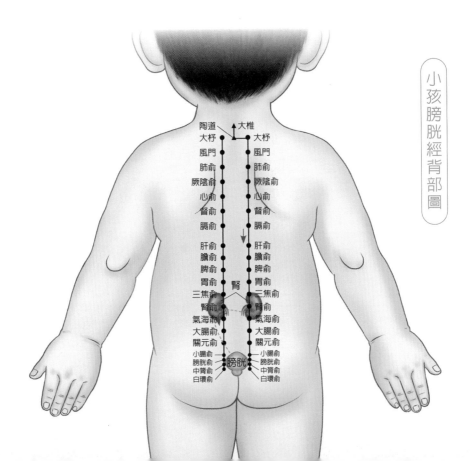

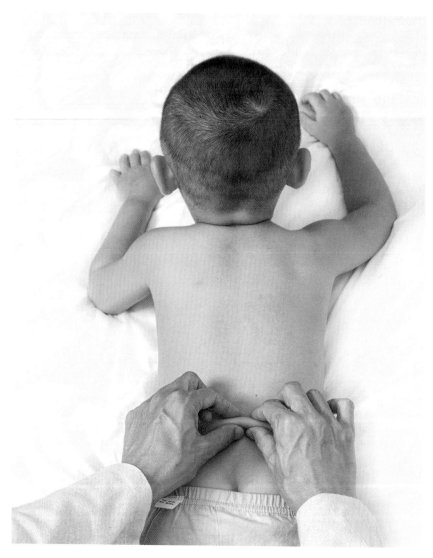

每天睡前給孩子捏脊，調五臟，強健孩子的脾胃。

2. 捏脊的方法

　　小朋友在一歲左右，甚至更早一點，六個月左右能趴著的時候，就可以捏脊了。

　　每天睡前，讓孩子趴在床上，您就可以快速地從他的尾骨下方開始，大拇指在後面，食指在前面捏住孩子脊柱兩側的皮膚向上推，搟這個皮，一直捏到肩頸部。有人說要三捏一提，其實我個人覺得沒必要。至於是從上往下捏，還是從下往上捏，我覺得也沒必要糾結這件事，重要的是把捏脊這個動作做完。每天晚上捏脊3～5遍。

3. 捏脊是養護孩子五臟六腑最簡單的方便之門

　　成年人捏脊的時候大都特別疼，而孩子如果每天晚上睡覺前捏脊3～5遍，他基本沒什麼感覺，這是因爲孩子的身體是柔軟的。成年人的問題就是皮膚、肌肉和骨骼之間太緊了，所以一捏就疼。其實，越疼越說明您這裡是不通暢的，更應該堅持每天睡前捏脊3～ 5遍。

　　給小朋友捏脊，多數情況下是沒有太大疼痛反應的。但是我做過實驗，像我家孩子有時候在外面跑被風吹了，剛打了兩個噴嚏、有點流鼻涕，還沒給他吮痧呢，這時候給他捏脊的話，捏到肺俞的位置上，那裡往往是緊的，他會感覺到疼。

如果孩子是一個正常的狀態，在捏脊的過程中他是很舒服的。其實，捏脊就是對體內臟器起到一個微微的刺激作用。您每天都這麼柔和地愛撫一下孩子，跟他的十二臟器打個招呼，這就夠了。

建議一歲以上的孩子，每天晚上睡覺前家長都給他捏捏脊，也就是幾分鐘的事。我家哥哥現在都十幾歲了，每天晚上睡覺前都要給他捏脊3遍，他覺得很享受、很舒服，會主動來找你捏。

有的家長說給孩子捏脊，孩子不配合，總是晃來晃去、又哭又笑的。這種情況您可以先輕輕地給他在後背撫摸撫摸，讓他先安定下來，因為您之前沒有這麼給他捏過，所以一捏他就癢癢，但捏習慣之後，他會覺得很舒服，自己就來找您捏了。

捏脊是對十二臟器都能起到養護作用的最簡單、最方便的一個方法。

揉足三里，
給孩子一個強健的脾胃

　　雖然捏脊能夠健脾，其實它更重要的作用是對十二臟器的一個喚醒。說到強健脾胃，有一個穴位具有很好的強健脾胃的功能，就是大家熟知的足三里穴。我喜歡每天在孩子睡前給他輕輕地揉一揉足三里。

揉足三里的方法

　　尋找足三里穴有個竅門，在膝蓋外側下方有一個凹陷處，叫外膝眼。以外膝眼作為定位點，四個手指併攏，把食指平放在外膝眼上，小指外側畫一條橫線，這條橫線與小腿前面正中央骨頭的交岔點外側就是足三里穴。

　　最好爸爸、媽媽來給小朋友按揉。因為只有父母給孩子揉，他才不會感覺到異樣。如果換成醫生或者其他不太熟悉的親友來揉，孩子會覺得癢，不配合，小腿亂蹬。

　　胃是人體中非常重要的一個臟器。《黃帝內經·靈樞·玉版》中說：「人之所受氣者，谷也；谷之所注者，胃也；胃者，水谷氣血之海也。」胃把食物收納之後，要進行腐熟，然後向下進入小腸，再進行消化和吸收。可以說，胃的功能好壞甚至能決定人

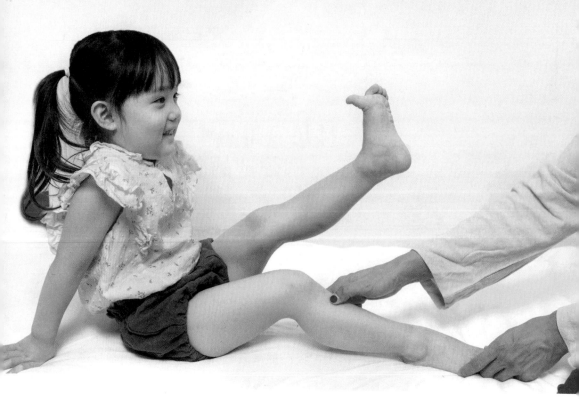

揉揉足三里，給孩子一個強健的脾胃

的生死。過去有一句話叫「有一分胃氣則生，無胃氣則死。」只要胃口好，消化能力強，那一定會生機無限，所以每天睡前給孩子按揉足三里，就能讓孩子有一個好的脾胃，他的後天發育基本就不會有問題。

摩擦湧泉，固腎氣，
讓孩子發育好、長得高

　　前面說了後天之本的脾胃，那麼還有先天之本的腎。其實，孩子的生長力大都非常旺盛，他身體上偶爾有一些小異樣，您不用太擔心，只要保持、維護好他的活力就可以了。而保持孩子旺盛生命力的一個辦法，就是摩擦湧泉穴。

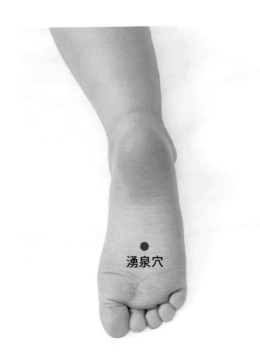

湧泉穴

摩擦湧泉穴的方法

　　在足底的縱向正中線上三分之一和下三分之二的交會處，剛好是一個小小的凹陷，這裡就是湧泉穴。

每天輕擦湧泉穴，讓孩子保持旺盛的活力。

▼ 按摩方法

湧泉穴是腎經上的一個穴位，它對固腎氣，促進腎氣的釋放有很大的幫助。您可以讓孩子躺在床上，用以下兩种方法來給他擦湧泉穴。

第一種方法是用大拇指指腹在湧泉穴上輕擦。每次輕擦一分鐘左右，穴位處有點微熱的感覺就可以了。如果孩子能接受這種動作，不覺得癢，您就用這個動作。

第二種方法是用手掌的側面，即小魚際，快速地、輕輕地給孩子擦一擦湧泉穴。每次輕擦一分鐘左右，穴位處有點微熱的感覺就可以了。

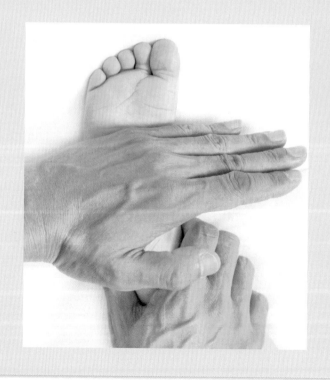

　　這麼做不是在給孩子補腎，腎是不需要補的，但是腎氣需要固，需要讓它有序有效地釋放出來，而不是盲動、亂動。每天睡前擦一擦湧泉穴，尤其小孩子在擦的過程中，他可能很享受這種溫暖的感覺，您順勢可以捏捏他的小腳丫，把小腳丫腳面上的縫縫輕輕地給他捏一捏、揉一揉。肝經的太衝穴到行間穴，胃經的內庭穴，還有膽經的足臨泣穴，都給他捏一捏。這種肌膚相親的親子互動，能讓孩子更真切地感受到您對他的愛。

極輕摩腹，
讓孩子睡得好、大便通暢

1. 摩腹的手法：力度極輕、速度極慢

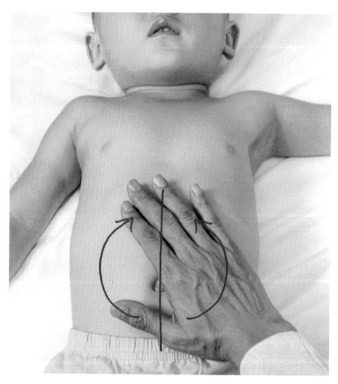

媽媽或者爸爸把手掌放在孩子的小肚皮上，手掌跟肌膚輕觸
著，然後以肚臍為中心點，向上到胸骨劍突處，向下可以到恥
骨聯合處，順時針旋轉 36 圈，逆時針旋轉 36 圈。

對於摩腹，我的觀點是一定要力度極輕，動作極慢。輕到什麼程度？有點像撫毛的感覺，就是您的手掌跟孩子的皮膚似觸非觸的感覺。慢到什麼程度呢？甚至讓孩子感覺不到您在動。

2. 摩腹，就是跟臟器打個招呼，讓孩子放鬆下來

您可能會懷疑，這樣做有什麼用呢？人體內的十二臟器，除了心和肺在胸腔，剩下的都在腹腔，您看胸部的肺和心是有肋骨保護的，可是腹部只有皮膚和肌肉。而摩腹的時候，只要一用力，腹部本能地就會抗拒，一定會有一個反彈的力，所以一定要力度極輕。

其實，我們用這種極輕極慢的方式摩腹，就是向肚子裡面的五臟六腑打個招呼——「別緊張，我是來安慰、幫助你們的」，通過這種方式，孩子會不知不覺地放鬆下來。

初次嘗試的家長，您可能會發現孩子不配合，他會覺得癢癢，動來動去。沒關係，您就慢慢地把這個動作做出來，做著做著他就放鬆下來、安靜下來了，不知不覺地就睡著了。

如果您給孩子摩腹時，順時針36圈、逆時針36圈都做完後，他還沒睡著，沒關係，您再來一遍，慢慢地孩子就睡著了。

現在的孩子有什麼問題呢？我個人的觀點是動得有點少，他的活動度不夠，所以很多孩子晚上入睡困難。這主要是因為他旺盛的精力沒有得到充分的釋放。那您通過這樣一個動作讓他舒緩

下來，一旦舒緩下來之後，他的作息自然地就和天地同步了，天已經黑透了，陰氣上升，人自然就睡著了。摩腹有很好的助眠作用，同時孩子第二天大便的時候，也會變得比較順暢。

　　摩腹雖然簡單，但要持續堅持，比如說堅持三個月，我想孩子身上的變化，您一定能欣喜地看到。至於他有什麼樣的變化，每個孩子是不一樣的，只有靠您自己去體會、去發現。

◆

第七章

兒童特效穴位
使用指南

孩子常用特效手穴使用指南

1. 清補脾：調理孩子食慾不佳、積食

【位置】拇指外側，從指根到指尖。

【作用】主治一切脾虛之症。

【手法】用您的大拇指指腹沿著孩子大拇指外側，從指根到指尖來回地快速輕推。每次推10分鐘左右。

　　脾在手掌上的對應區域是大拇指的外側。按摩的時候，從指根推向指尖的方向一般叫瀉法，也叫清法；從指尖推到指根的方

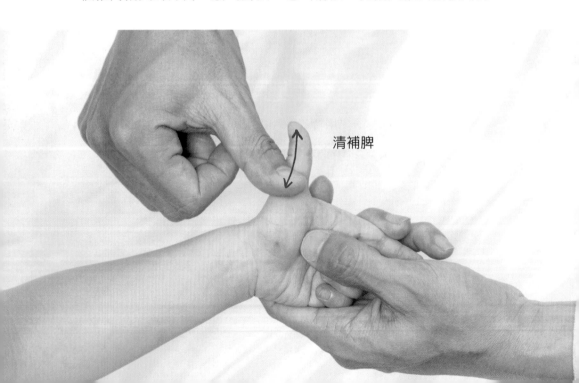

清補脾

向叫補法。對於脾來講，你很難判斷它是需要瀉還是需要補，所以中醫先輩們發明了一個方法，叫清補脾。什麼叫清補呢？就是來回地推。

　　給孩子清補脾的時候，也是要力度極輕，快速地來回推。比如孩子積食了，食慾不佳、有口氣，您就可以拿著他的小手在大拇指外側反覆推拿，就能緩解、消除這些症狀。

2. 清大腸、補大腸：調理孩子便祕、腹瀉

【位置】食指外側，從指根到指尖。

【作用】利小便，通大便。

【手法】便祕用清法，用您的拇指或食指指腹，沿著孩子的食指外

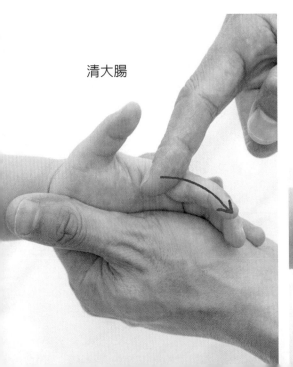

清大腸

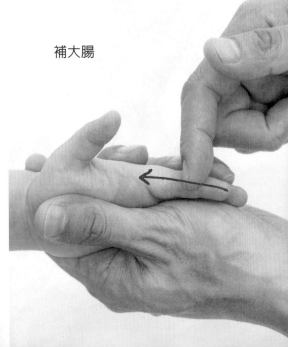

補大腸

側從指根推到指尖；腹瀉用補法，用您的拇指或食指指腹，沿著孩子的食指外側從指尖推到指根。每次推10分鐘左右。

　　大腸在手掌上的對應區域是食指的側面，挨著大拇指這一側。從指根推到指尖，叫清大腸，適用於便祕。從指尖推到指根，叫補大腸，比如孩子腹瀉，這種情況就需要補大腸。

3. 平肝清肺：調理孩子的肺熱和肝火

【位置】食指、無名指指面，從指根到指尖。

【作用】清肺熱，降肝火，促進一氣周流。

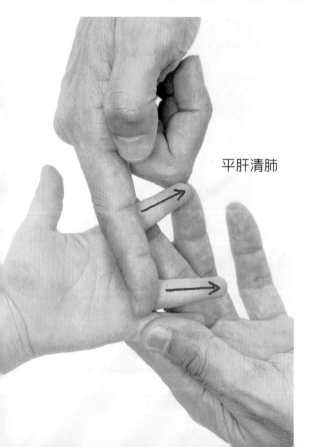

平肝清肺

【手法】用大拇指或中指指面，沿著孩子的食指和無名指從指根推到指尖，反覆操作，動作要又輕又快。每次推10分鐘左右。

　　肝在手掌上的對應區域是食指的指面。肝一般不能補，需要清，就是輕輕地從指根推到指尖。肺在手掌上的對應區域是無名指的指面。

中醫認為，人體內的氣機要有一個升降。那誰主升呢？肝主升。誰主降呢？肺主降。所以在小兒推拿中有一個特別有名的手法叫作平肝清肺。

在平肝清肺時是同時可以刺激到肝和肺的。您可以用一隻手擋住孩子的中指，讓孩子把食指和無名指展現出來，用另一隻手從孩子的食指和無名指指根推到指尖，反覆操作，就能夠起到清肺熱、降肝火的作用。

4. 揉板門：調理孩子脾胃，止吐止瀉

【位置】從虎口向腕橫紋的中心點畫一條直線，這條直線的中點處，也就是手掌大魚際這塊肉的中心點，就是板門穴。

【作用】健脾和胃，止嘔逆吐瀉。

【手法】用您的大拇指指腹按住孩子板門穴處的筋頭狀物，慢慢地、輕輕地揉一揉。每次揉1～2分鐘。

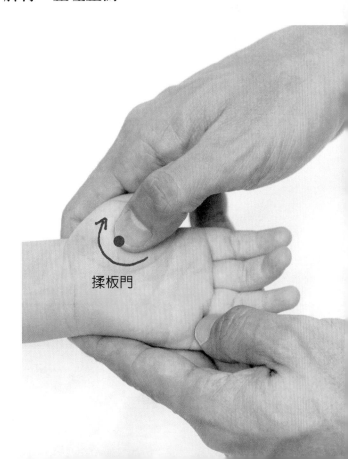

揉板門

　　在孩子的手掌上，還有一個穴位會經常用到，叫板門穴。按揉板門穴能夠健脾和胃，對於調理消化系統的問題很有幫助。比如孩子食積、食慾不振、脾胃不和，您給他揉一揉板門穴，裡面經常會有小的條狀物，這時候您可以給孩子慢慢地、輕輕地揉一揉這裡。

5. 揉二馬：大補元氣

【位置】在手背上小指、無名指掌骨中間分岔凹陷處。

【作用】大補元氣，補養腎氣。

【手法】用您的大拇指指腹按住二馬穴打圈按揉，每次按揉1～2分鐘左右。

　　在手背上有一個穴位也經常用到，就是二馬穴。這個穴位能夠大補元氣，對補養腎氣很有幫助。

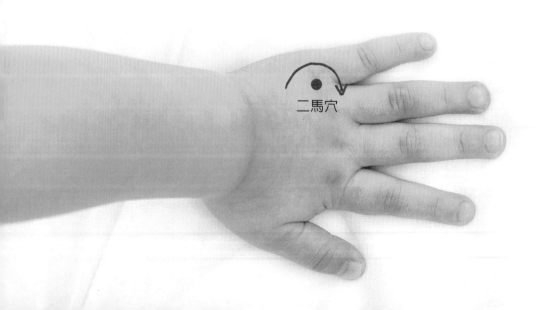

6. 清天河水：清心火，退熱解表

【位置】自腕橫紋中央起向肘彎方向至肘橫紋中央止。

【作用】清心火，退熱解表。

【手法】用您的食指和中指指面，沿著孩子的腕橫紋中央推至肘橫紋中央，推的時候要既輕又快。每次推10分鐘左右。

　　天河水在手掌心這一面腕關節中央到肘關節中央這一段，其實就是心包經的線路，所以清天河水可以清心火，退熱解表。

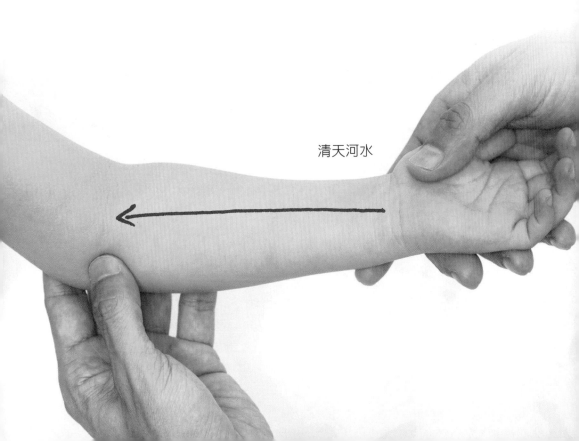

清天河水

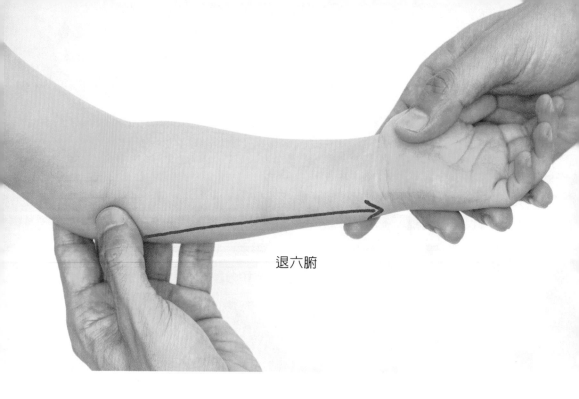

退六腑

7. 退六腑：調理孩子高燒

【位置】手臂的側面小指一側，從肘橫紋至腕橫紋。

【作用】清心火，退高燒。

【手法】用您的食指和中指指面，沿著孩子的手臂側面小指一側從肘橫紋推至腕橫紋，反覆推拿。每次推10分鐘左右。

　　天河水對應的是心包經，而六腑對應的是心經，推這兩個地方都是在降心火。因此對發燒的孩子來說，推天河水也好，退六腑也好，最起碼可以防止熱毒、熱邪去擾亂心包，從而避免了高燒抽搐。

孩子軀幹常用特效穴位使用指南

1. 中脘穴：舒緩脾胃，緩解胃疼、胃脹

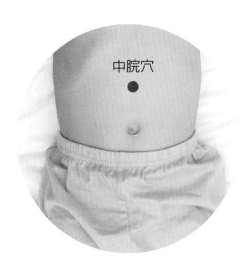

【位置】中脘穴在胸骨劍突（胸骨的最下面兩條肋骨在胸部的結合處）和肚臍連線的中間，也是胃和脾的中間。

【作用】緩解胃疼、胃脹、肚子疼。

【手法】用拇指或食指指腹在孩子的中脘穴上輕輕地按揉。每次按揉1～2分鐘。

　　比如孩子胃疼、肚子疼或積食了胃裡脹脹的，或者孩子沒有食慾不想吃飯，就可以在孩子的中脘穴上給他輕輕地揉一會兒。

2.天樞穴、大橫穴：調治孩子便祕、腹瀉

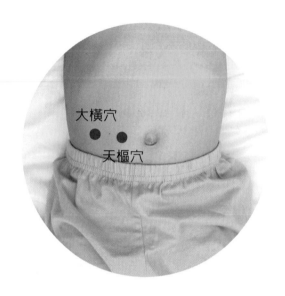

【位置】天樞穴在肚臍左右旁開2寸（三指寬）處。

大橫穴在肚臍左右旁開4寸，天樞穴旁開2寸處。

【作用】調治便祕、腹瀉。

【手法】用大拇指或食指指腹輕輕地按揉孩子的天樞穴和大橫穴，一般是先按揉肚臍右側的穴位，再按揉左側的。每側按揉1分鐘左右就可以了。

腹部有兩個經常用到的穴位叫天樞穴和大橫穴。這兩個穴位的裡面就是橫結腸，所以按揉這兩個穴位對於調治便祕或者腹瀉非常有效。

3. 大椎穴吮痧：退高燒

【位置】小朋友把頭稍微低下來的時候，在他的頸椎和胸椎連接的地方，您用手一摸有一個特別高的骨頭，這個骨頭的下緣就是大椎穴。

【作用】退熱，解決高燒、外感發燒。

【手法】大椎穴吮痧或揪痧。

　　兒童按摩，常用的一個背部穴位是大椎穴。孩子高燒、外感發燒的時候，可以用大椎穴吮痧或者大椎穴揪痧的方法來退高燒。

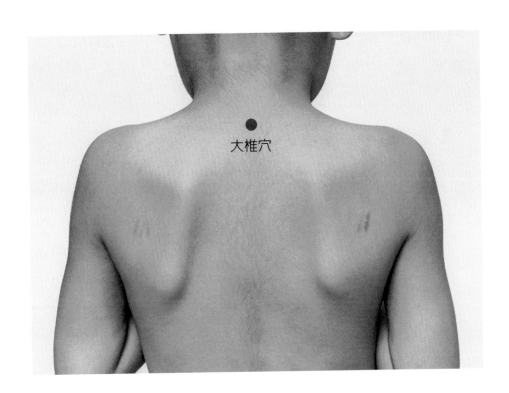
大椎穴

4. 肺俞穴：調治孩子發燒、咳嗽

【位置】大椎穴下面，第三胸椎旁開兩指寬處。第三胸椎對應的是肩胛骨的內角，即在兩個肩胛骨的內角畫一條橫線，這條橫線與脊柱交忿的點就是第三胸椎。

【作用】調理風寒咳嗽、肺部炎症。

【手法】在肺俞穴吮痧或拔罐。

在大椎穴下邊，第三胸椎旁開兩指寬的地方有一個穴位，叫肺俞穴。肺俞穴是肺經上的一個穴位，中醫認為肺為嬌臟很嬌嫩，小朋友一風寒發燒可能就會引起肺炎。孩子發燒、咳嗽的時候，您可以給他在肺俞穴吮痧，或者拿個小真空拔罐在孩子的肺俞穴上拔兩罐，留罐一分鐘，這兩個方法對調理肺部的炎症很有幫助。

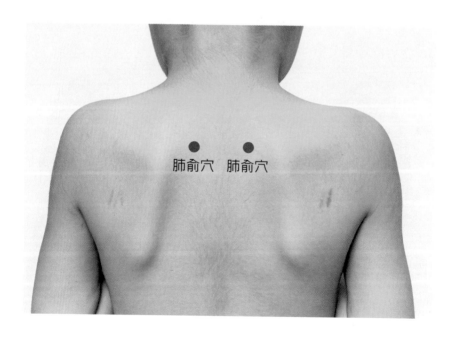

肺俞穴　肺俞穴

第八章

◆

孩子發燒時的
經絡調理和食療

孩子一發燒就吃退燒藥好嗎？

我也是一個家長，只要看到孩子一發燒，出現發蔫、無精打采的樣子，家長的心都要碎了。那麼孩子發燒時您首先想到什麼呢？趕緊退熱。一到38.5℃，趕緊用退熱藥，只要孩子的體溫保持在36℃多，一摸身體是涼的，您就踏實了。可有時候往往是用了退熱藥後，孩子出了一身汗，體溫降下來了，再過兩三小時又熱起來了，這時候作為家長可能就六神無主，不知道該怎麼辦了。

其實發燒也分不同的階段和類型，只有根據不同的情況對症調理才能「藥到病除」。下面我總結了孩子不同類型、不同階段發燒的表現，並且給出了具體的調理方案，這樣您再遇到具體問題的時候心裡就不慌了。

孩子的正常體溫：
35.9 ～ 37.2℃

　　首先，您要知道孩子的體溫在多少度是正常的。一般情況下，孩子的體溫在35.9～37.2℃，都是正常的。您可以在孩子沒有生病時，連續三天早晨給孩子做一個腋下體溫測試，這三天的體溫範圍，就是孩子日常的正常體溫範圍。

　　為什麼要這麼做呢？因為每個孩子的正常體溫值還存在一定的差距。有的孩子正常體溫可能在37℃左右，有的孩子正常體溫可能在36.4℃左右。如果您孩子的正常體溫在36.4℃左右，您一摸他的額頭有點熱，一量體溫36.9℃，那您就要注意了。對您的孩子來說，36.9℃可能就是他體溫要上升的警報了，也許再過半小時，他的體溫就升到37.2℃了，再過半小時就升到38℃了。

　　因此，您要知道孩子平時大概的體溫是多少，這就需要您稍微用點心，連續測量三天他正常狀態下的體溫，就差不多能掌握孩子的正常體溫範圍了。

孩子爲什麼
容易高燒？

　　另外，您還需要知道孩子爲什麼會發燒。當體內有異物侵入，比如外邪，外面特別冷，這時候人體的毛孔會自動閉合來保護自己，避免寒氣進入體內。但是如果保護的時間太長了，體內自有的熱量沒有辦法釋放出去，體溫就會升高，所以身體外感風邪之後，往往沒有出汗，才導致發燒。這種情況下，中醫調治是一定要發汗的。

　　如果孩子的正氣非常旺盛，那麼外邪進入他體內之後，體內的正氣和外邪會進行劇烈的鬥爭，這時候往往表現爲發燒，所以發燒眞不見得是件壞事。

　　您看成年人和孩子同樣是發燒，成年人可能燒到39℃就受不了了，當然成年人能到39℃的也比較少，而孩子往往一發燒就到40℃，這說明什麼呢？說明孩子的正氣充足，正在跟外邪進行激烈的鬥爭，而成年人的正氣已經走下坡路了，對外邪的抵抗力不足，體溫也就不會燒到那麼高了。

　　體內的正氣和入侵的邪氣對抗的時候，會產生一些致熱源，所以小朋友的體溫經常會升到40℃。這時候您不用特別擔心，這往往是他正氣充足的表現。

孩子發燒有這些表現，
需立即送醫

在孩子發燒有這些表現的時候，就需要立刻送往醫院進行檢查治療了。

孩子異常煩燥、亢奮

這種異常的煩燥、亢奮，可能就是內熱，會引發肺炎、高燒、抽搐，這種情況要馬上把孩子送到醫院治療。

孩子持續高燒

在孩子發燒的時候，您一定要仔細觀察孩子的身體，到底是連續幾天一直都在發燒，還是一天中有時候在發燒，有時候體溫又是正常的。

我家孩子就有一次連續燒了七天，他那次的特點是什麼呢？上午都沒事，體溫維持在36.7℃、36.8℃，中午12點一過，他就有點困倦了，一量體溫37℃，然後38℃，到了晚上9點左右，大概達到峰值39.8℃，然後到半夜體溫就開始往下降。像這種情況還是可以調節的，不用太緊張。怕什麼呢？就怕一天24小時體溫都持續

在39℃以上，持續高燒，這就危險了，要趕緊送醫院治療。

雙目失神

另外就是當孩子雙目失神，眼睛裡沒有神了，您覺得孩子的眼睛灰濛濛的，眼睛裡一點光都沒有，這時候要趕緊送醫院。

有劇烈咳嗽、呼吸急促、胸悶憋喘、四肢冰冷、雙腿抽筋、嘔吐等併發症

孩子高燒的同時伴有一些併發症，比如劇烈咳嗽、呼吸急促、胸悶憋喘，甚至還有身體痙攣、四肢冰冷或者劇烈嘔吐等症狀的時候，這可能是腦膜炎、肺炎等嚴重疾病來臨前的反應，需要馬上送往醫院救治。

如果上面的這些症狀都沒有，我一般建議不要孩子剛燒到38.5℃就趕緊抱到醫院去治療。尤其是一歲左右的小嬰兒，出點問題就抱到醫院去看，結果交岔感染了，回來以後就免疫力下降，體質虛弱，病得更重了，反而影響孩子的正常生長發育。

孩子風寒發燒初期的
特效經絡調理和食療

　　發燒大概有五種類型，分別是風寒發燒、風熱發燒、積食發燒、寒溼發燒、暑溼發燒。孩子得風寒發燒相對多一些，所以我對風寒發燒進行了詳細講解，希望您以後遇到具體問題的時候，能對照具體的症狀，來給孩子調治。

1. 孩子風寒發燒初期的症狀

　　辨證要點：打噴嚏、流清涕、舌淡紅。
　　發生原因：外感風寒之邪（氣溫驟降、冷氣偷襲）。
　　體溫：此時體溫可能正常。
　　家長應該特別重視對孩子各種病症的早期防治。比如風寒發燒的初期，您可能經常忽略了孩子的一些症狀表現。
　　孩子在低溫環境下長時間停留後外邪侵入體表，或者是孩子在外面跑了一身汗，突然在一個通風口被風吹了，回家之後就開始打噴嚏、流鼻涕，而且鼻涕清稀，甚至像水一樣。這時候孩子往往還有一點鼻塞，但體溫往往是正常的。孩子有這些症狀的時

候，您就要小心了，這些正是風寒發燒初期的表現。

2. 孩子風寒發燒初期的特效經絡調理

因為這時候病在肌表，外邪在肌表，您可以輕輕地給孩子揉揉肺經的易堵塞穴位孔最穴和魚際穴。這時候孔最穴這個位置可能有點緊，您就給他揉一揉，鬆懈一下。膀胱經是人體的第一道屏障，您可以給孩子在後背膀胱經吮痧，同時揉一下他小腿膀胱經上的承山穴、崑崙穴這兩個易堵塞穴位，如果哪個位置疼，您就給他多揉一揉。

▼ 按摩方法：

1. 在探查到的痛點處，用大拇指指腹給孩子按揉1分鐘左右，每天按揉2～3次。按揉魚際穴的時候要揉那裡的骨頭縫，而不是那塊肌肉。當風寒襲入肌表的時候，孩子小腿肚子上的肉會有點緊，可以輕輕地給他捏一捏。

2. 膀胱經吮痧：讓孩子以舒服的姿勢坐著或趴著，家長用嘴沿督脈和兩側膀胱經從髮際吮吸至肩背部，直至不能吮吸出痧為止。

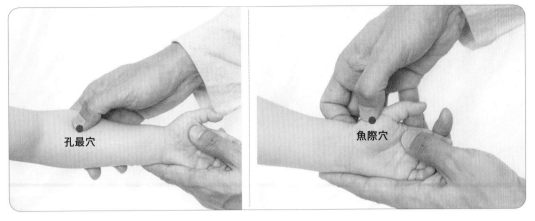

肺經易堵塞穴位：孔最穴、魚際穴

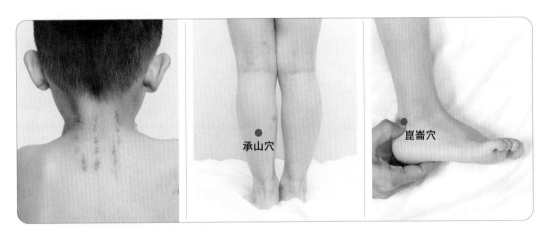

膀胱經吮痧效果　　　膀胱經易堵塞穴位：承山穴、崑崙穴

3.孩子風寒發燒初期的茶飲方──紫蘇葉泡水

　　如果您擔心通過吮痧、經絡易堵穴位按摩，沒有完全將孩子體內的外邪排出體外，建議您家裡常備一樣中藥材，就是紫蘇葉。紫蘇葉具有散寒解表、理氣和中的作用。紫蘇葉本身又是一種食材，非常安全，您可以用紫蘇葉泡水給孩子喝。

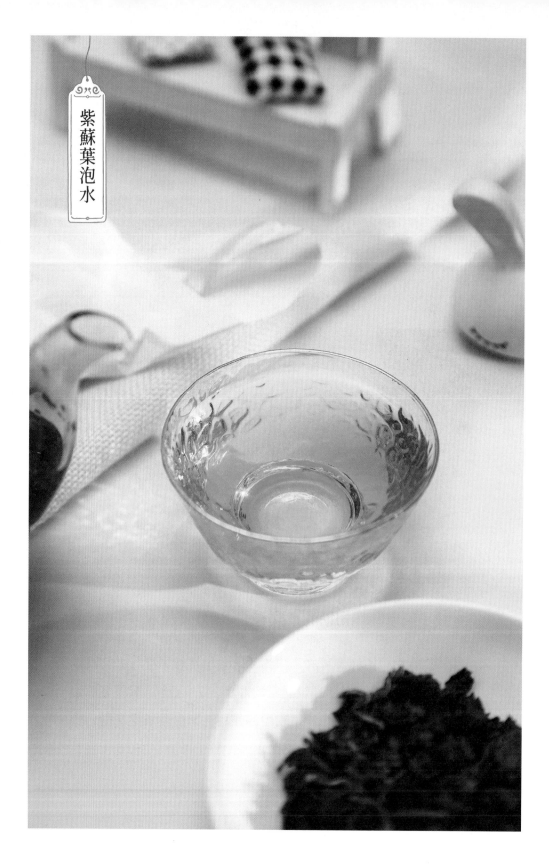

紫蘇葉泡水

紫蘇葉泡水

配方　乾紫蘇葉3克

作法

1. 將紫蘇葉放入茶壺中，倒入沸水洗一下，然後將水倒出。

2. 再次倒入沸水沖泡，3分鐘左右就可以了。

3. 稍微晾涼一些，倒出50毫升左右，給小朋友喝下。如果小朋友微微出汗則停服。

4. 半小時後沒有出汗，可以再給孩子喝50毫升。

叮囑

1. 3~5歲孩子減半服用，3歲以下服用1/4的量就可以了。

2. 喝蘇葉水前，如果孩子感到餓，要先讓他吃點東西，避免穀氣不足導致不出汗，或者汗後虛脫。

　　有的家長問我：路老師，紫蘇水的濃度是多少，具體需要給孩子喝多少？其實中醫是不講濃度的，中醫講因人而異。如果侵入體內的寒氣比較少，也許一次喝個三、五十毫升，半小時左右出了汗就好了。如果侵入體內的寒氣比較多，那喝五十毫升可能起不了太大的作用，孩子沒有出汗，那半小時後再喝五十毫升。如果還沒有起作用，半小時後再喝五十毫升。

有興趣的朋友可以去查閱一下中醫經典藥方，比如《傷寒雜病論》中有一個方子叫桂枝湯。這個方子是發汗解表的，張仲景在這個方子中特別提到一個發汗的表現，他說喝了桂枝湯以後，「遍身漐漐（ㄓˊ），微似有汗者益佳，不可令如水流漓，病必不除。」如果您喝了發汗解表的湯藥，出的汗是一種毛毛汗，在全身從頭到腳都有出這種汗的情況下，喝下去的藥就有效了；如果渾身出的汗像水一樣比較多，這樣對袪病並沒有好處。

現在，家長經常給孩子用西藥來退熱。給孩子吃了之後，半小時左右，孩子會出一身汗，體溫能降到 36℃ 左右，一摸額頭是涼的，可是過了兩三小時，孩子又熱起來了，這時出的汗就會如水流漓。這對孩子的身體來說，是一種折騰和損耗。

我經常在想，家長往往太依賴用這種發汗劑來發汗退熱，最後孩子看似好了，不發燒了，其實您不知道，也許是孩子的身體最後沒有力量跟外邪做鬥爭了。所以在用藥物給孩子發汗退熱的時候，應該慎之又慎。

為什麼在風寒發燒初期我推薦用紫蘇葉水來發汗解表？因為它很安全，藥性很柔和，在給孩子吮完痧後，再給他喝點蘇葉水，過個半小時、一小時，孩子腦門上稍微出點汗就好了，風寒發燒就不會再往深處發展了。在喝紫蘇葉水之前，如果孩子的肚子是空的，您可以稍微給他喝點粥，尤其是大一點的孩子，稍微給他補充一點能量，這邊紫蘇葉水一喝下去，汗很快就出來了。

孩子風寒發燒早期的
特效經絡調理和食療

1. 孩子風寒發燒早期的症狀

　　**辨證要點：惡寒發燒、流清涕、口微渴或不渴、小便清長、
舌苔淡紅薄白。**

　　發生原因：正氣抗邪，體內的正氣與寒邪對抗。

　　體溫：37.5～40℃。

　　如果在孩子風寒發燒的初期您沒有注意到，那到了早期階段，
他會發燒，可能還會怕冷，這種冷是由骨子裡往外的冷，叫做畏
寒。但這一點，孩子可能說不清楚，那麼您還要觀察他其他的表
現，比如有沒有出汗、流鼻涕，口渴等，這些症狀表現也很重要。

　　對很多家長來說，發現孩子發燒後的第一反應是讓孩子多喝
水。但其實小朋友對水的攝入是很敏感的，他渴了自己會找水喝；
他不渴，您讓他喝再多水也沒有用。

　　發燒有兩種情況，一種是感到口渴，口渴了那一定是體內
有內熱。在口不渴的情況下，就是在告訴您病位還在肌表，經常
伴有小便清長。為什麼會小便清長呢？因為他不出汗，水分不能

從毛孔排泄出來，但水的代謝還要正常運行，那就要從小便排出去，所以小便的量會比較大。您看孩子這時也不要水喝，但一會兒就要去一趟廁所。孩子有這種表現的，您不用太緊張，即使這時候他已經燒到39℃了，但是病位還在肌表，還可以通過解表的方法來解決。

2. 孩子風寒發燒早期的吮痧技巧

在風寒發燒的早期，正氣越足的小朋友，熱得可能越厲害，這時候您摸他的後背，都是乾乾的。這時候您還是要先給他吮痧，因為病邪還沒有往身體裡面走，可以吮出痧來，但是出的痧相對會比較少。

另外還可以在小朋友的大椎穴、肺俞穴拔罐。拿一個小口徑的真空抽氣罐放在大椎穴、肺俞穴上，連續抽氣三下，三歲以下的孩子留罐30秒，三到五歲的孩子留罐一分鐘，再大一點的孩子留罐時間可以稍微長一點。這是通過肺和大椎的通道，把邪氣往外排。

▼ 吮痧技巧

1. 讓孩子以舒服的姿勢坐著或趴著，家長沿督脈和兩側膀胱經從髮際吮吸至肩背部。

2. 吮吸時，嘴唇固定在一個位置，稍用力連續吸三下，再「啵」一下，每個位置操作三次，依次向下吮吸，直至不能吮吸出痧為止。

3. 孩子風寒發燒早期的特效經絡調理

在風寒發燒早期可以給孩子清天河水、平肝清肺來退熱解表；探查、疏通膀胱經承山穴、崑崙穴，以及大腸經手三里穴、合谷穴來調治。

膀胱經在肌表，這時候按揉崑崙穴和承山穴可能都會很疼，所以給孩子揉的時候一定要注意力度不要太大，您就輕柔地給他揉一揉這些堵塞穴位，很快就能疏通好。

為什麼要疏通大腸經呢？因為肺和大腸是互為表裡的，肺熱往往會往下走，導致孩子便祕，然後產生高燒。如果能夠保持大便通暢，問題就不會太大。如果孩子本來就正在外感發燒，然後大便又不通，那很快就會產生高燒，進而導致喘、咳。這時候您需要給孩子揉一揉手三里穴和合谷穴。

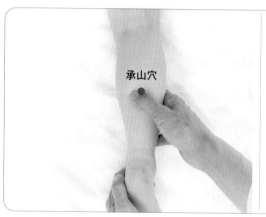
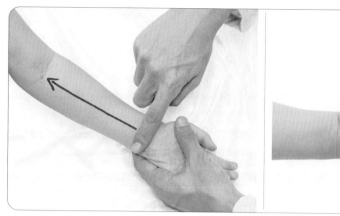
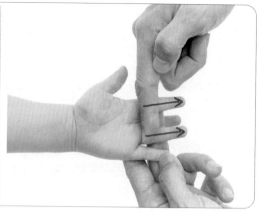

清天河水　　　　　　　　　　　　　平肝清肺

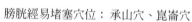

膀胱經易堵塞穴位：承山穴、崑崙穴

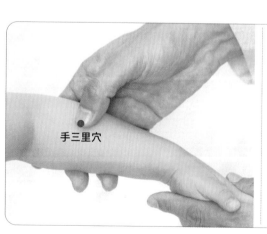
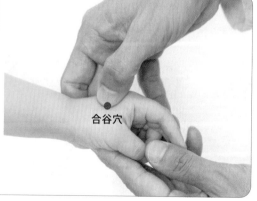

大腸經易堵塞穴位：手三里穴、合谷穴

▼ 按摩方法：

1. 清天河水：用食指和中指，沿著孩子的腕橫紋中央推至肘橫紋中央，推的時候要既輕又快。每次推10分鐘左右。在推拿按摩方案中，如果孩子已經燒起來了，首先要清天河水。

2. 平肝清肺：用食指或中指，沿著孩子的食指和無名指，從指根推到指尖，動作要又輕又快。每次推10分鐘左右。

3. 在探查到的痛點處，用大拇指指腹給孩子按揉1分鐘左右，每天按揉2~3次。在按揉合谷穴的時候，一定不要揉那塊肉，要揉在肉和骨頭之間的縫上。

4. 孩子風寒發燒早期的食療──蔥豉湯

　　吮完痧，疏通完經絡之後，您還可以給孩子喝一些紫蘇葉水，如果兩三小時後孩子還是沒怎麼出汗，那您就可以用一些小食方來給孩子調理。我家裡常年備著淡豆豉，這個藥在各大中藥房就能買到。淡豆豉是專門治風寒、傷寒導致的頭疼發燒的，主治外感風寒初早期，並見無汗、頭痛、鼻塞這些症狀。還有另一個食材蔥白，就是大蔥去掉葉子後的白色部分，這個每家的廚房裡就有，蔥白能夠通行肌膚之氣。

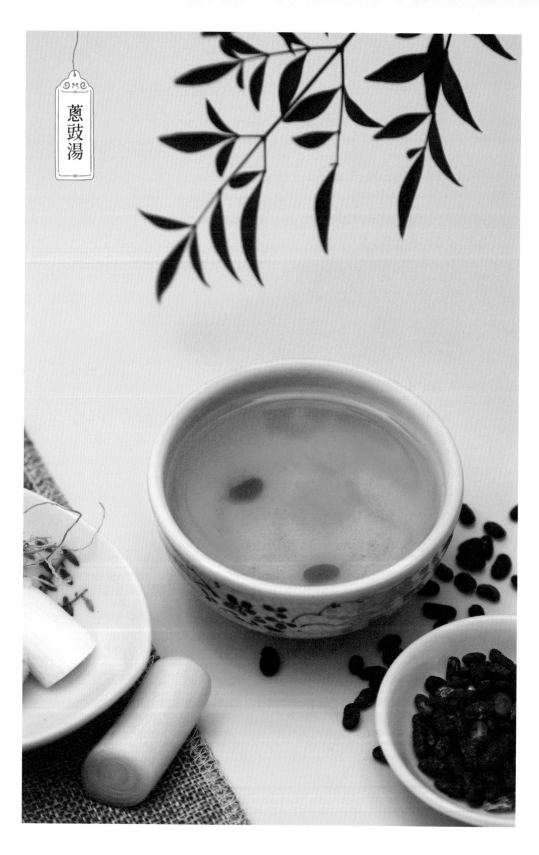

蔥豉湯

蔥豉湯

配方　帶鬚蔥白一根，淡豆豉30粒。

作法

1. 將帶鬚蔥白洗淨，切段。

2. 將蔥白、淡豆豉放入鍋中，加入兩碗清水大火煮開後，小火煎煮5分鐘即可。

3. 盛出50毫升左右趁熱喝下（不要太燙，以免燙傷孩子），半小時后，如果孩子微微出汗，就不用再喝了。

4. 如果沒有出汗，則半小時候再喝下50毫升，如此反覆，直到汗出來為止。

叮囑　3~5歲的孩子減半服用，3歲以下的孩子服用1/4的量就可以了。

　　如果您家裡沒有淡豆豉，用生薑代替也可以。生薑切三大片，再加上一段含有蔥鬚的蔥白煎煮後給孩子喝，但這樣煮出來的湯有點辣，孩子可能接受不了。淡豆豉和蔥白一起煮出來的湯，味道相對柔和些，孩子更容易接受。

　　蔥豉湯偏重於調理鼻塞、頭痛、發燒的症狀，它疏通的效果更強一些；薑的發汗作用更強一些。經絡調理和廚房裡的食材配

合使用，孩子早期的風寒發燒就解決了。

因為受寒導致的風寒發燒，除了上面的調理方法，您也可以用吹風機給孩子吹吹他的大椎穴，讓大椎穴暖起來，振奮一下陽氣。

在飲食上還是要清淡一些，不要吃太多肥甘厚味的食物，有的家長經常在孩子熱退後，就給他喝點雞湯補補，這個習慣非常不好。孩子餓兩頓不會出事，就怕補太多了，尤其一些孩子喜歡吃肉，肉如果吃多了，可能外感風寒剛好，又因為飲食不當開始積食發燒了。

孩子風寒發燒中期的特效經絡調理和食療

1. 孩子風寒發燒中期的症狀

（1）風寒發燒中期（傷肺）的症狀

　　辨證要點：惡寒發燒、打噴嚏、流清涕、咳黃痰、咽痛、舌紅、舌苔薄黃或白。
　　發生原因：寒熱相爭，化熱傷肺。
　　體溫：37.5～40℃。

（2）風寒發燒中期（腸道內熱）的症狀

　　辨證要點：高燒、口渴、煩躁、有汗、便祕、舌紅、舌苔黃。
　　發生原因：風寒化熱，熱入大腸。
　　體溫：39～40℃。

2. 孩子風寒發燒中期的特效經絡調理

　　在風寒發燒中期可以給孩子清天河水、退六腑、平肝清肺、

清大腸來退熱解表；探查、疏通大腸經、膀胱經、肺經上的易堵塞穴位曲池穴、手三里穴、合谷穴、承山穴、崑崙穴、尺澤穴、孔最穴、魚際穴來調治。

　　其實退六腑也好，清天河水也好，都是讓外邪不要再往身體裡面深入。清天河水走的是心包經的線路，退六腑走的是心經的線路，當您把孩子體內的火推出去的時候，高燒就不會侵入心包了。

　　疏通大腸經是為了保持腸道的通暢，而且大腸經和膀胱經都在肌表，疏通它們上面的易堵塞穴位，主要是祛除剛剛進入肌表的外邪，起到提振體內陽氣的作用。疏通肺經上的易堵塞穴位，是病程已經到了咳、喘的程度，病症表現為咽喉腫痛、舌紅，這說明病邪已經侵入肺部，需要保護一下肺了。

　　這時候按揉肺經上的尺澤穴、孔最穴可能會有僵緊甚至疼痛的感覺。孩子本來就難受，您一揉他會感到疼，所以力度要輕一點。包括魚際穴，您這時候給他按揉，孩子可能也會感到疼，但按揉之後，咽痛的感覺往往會減輕。

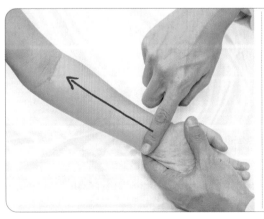 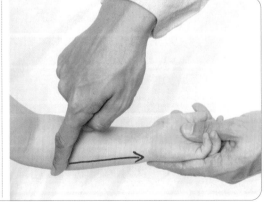

清天河水　　　　　　　　　　　　　　　退六腑

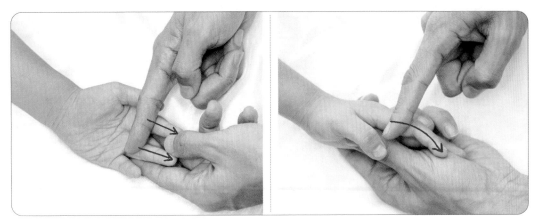

平肝清肺　　　　　　　　　　　　清大腸

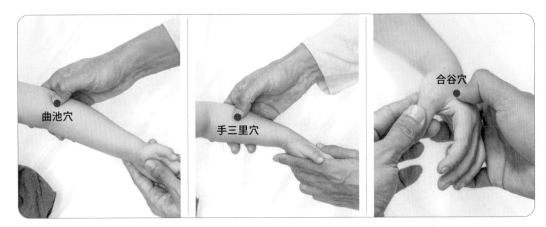

大腸經易堵塞穴位：曲池穴、手三里穴、合谷穴

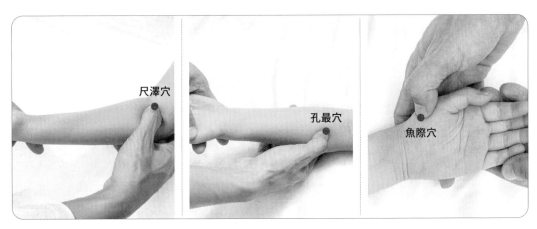

肺經易堵塞穴位：尺澤穴、孔最穴、魚際穴

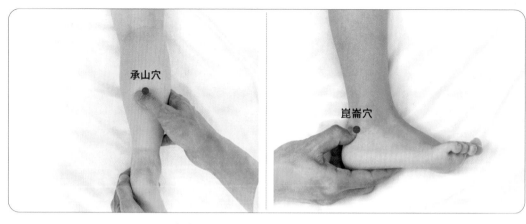

膀胱經易堵塞穴位：承山穴、崑崙穴

▼ 按摩方法：

1. 清天河水：用食指和中指，沿著孩子的腕橫紋中央推至肘橫紋中央，推的時候要既輕又快。每次推10分鐘左右。

2. 退六腑：用食指和中指，沿著孩子的手臂側面小指一側從肘橫紋推至腕橫紋，反覆推拿。每次推10分鐘左右。

3. 平肝清肺：用大拇指或食指，沿著孩子的食指和無名指從指根推到指尖，動作要又輕又快。每次推10分鐘左右。

4. 清大腸：用拇指或食指指面，沿著孩子的食指外側從指根推到指尖。每次推10分鐘左右。因為孩子現在可能會便祕，清大腸就能緩解這些症狀。

5. 在探查到的痛點處，用大拇指指腹給孩子按揉1分鐘左右，每天按揉2~3次。在按揉合谷穴、魚際穴的時候，一定不要揉那塊肉，要揉在肉和骨頭之間的縫上。

這時候如果孩子發燒的體溫已經比較高了，身體上本來很柔軟的地方，也會變得特別僵緊，有條件的情況下可以給孩子反覆捏脊。後背燙燙的，就趕緊多捏脊，讓他的氣血能夠流動起來。

3. 孩子風寒發燒中期的中成藥推薦和飲食建議

風寒清熱顆粒的作法有講究

我家常年會備一個中成藥，風寒清熱顆粒。在孩子有外寒和內熱表現，而且以外寒為主，內熱為輔的時候，孩子身上往往是乾乾的沒有汗，體溫已經燒到了38.5℃，並且有前面講到的風寒發燒中期的症狀，這時您可以給他喝風寒清熱顆粒。

五歲以上的孩子可以一次喝一袋。用溫水沖服，喝下去之後，往往一小時左右孩子就出汗了，一小時後如果孩子沒有出汗，您可以給他再加半袋，過了半小時後還沒有出汗的話，再加半袋用溫水沖服，慢慢地汗就出來了。

三到五歲的孩子用量減半，三歲以下的孩子再減半，服用四分之一的量就可以了。服用方法也非常重要，您看藥盒上寫著一日三次，一次一袋，但用中藥解表發汗這件事要非常慎重，所以我建議用藥量應該徐徐地給，再配合推拿按摩，汗只要一出來，基本就沒事了。

您一定要注意出的汗是不是毛毛汗，就像張仲景在《傷寒雜病論》中說的：「遍身漐漐，微似有汗……」我家有兩個小朋友，

每次他們出現風寒發燒中期症狀的時候，我通常會給他們喝風寒清熱顆粒。其實成年人如果出現了沒有汗、怕冷畏寒這些發燒症狀，喝風寒清熱顆粒也能起到效果。

麻杏石甘湯要在專業醫師的指導下服用

如果在風寒發燒中期傷到了肺，孩子可能會有點高燒，表現得有點煩躁，還會感到口渴，這時候給您推薦一個方子叫麻杏石甘湯。這個中成藥需要在專業醫師的指導下服用。麻杏石甘湯可以解內熱，在內熱偏多、外寒相對較少的情況下，用麻杏石甘湯是很有效的。

飲食上也要注意，孩子這兩天會很難受，發燒、沒精神、不想吃飯，這時候就不要強餵了，以免損傷了脾胃，可以給孩子喝點小米粥，護住他的脾胃之氣。

孩子風寒發燒後期的
特效經絡調理和食療

1. 孩子風寒發燒後期（善後階段）的症狀

辨證要點：流清涕、鼻音重、偶爾打噴嚏。

發生原因：餘邪尚存，容易反覆。

體溫：此時體溫可能正常。

2. 孩子風寒發燒後期（善後階段）的特效經絡調理

在風寒發燒的後期，孩子已經退熱了，可還是無精打采的，有時候還有點鼻塞、流鼻涕，鼻音還挺重的，偶爾打個噴嚏，身體還有點僵緊的感覺。

這時候就需要給身體一點助力，您可以給他揉揉肺經易堵塞穴位：孔最穴、魚際穴，大腸經易堵塞穴位：手三里穴、合谷穴，胃經易堵塞穴位：足三里穴、豐隆穴、內庭穴。

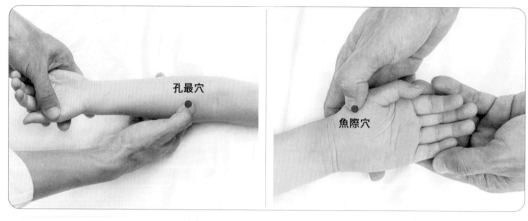

肺經易堵塞穴位：孔最穴、魚際穴

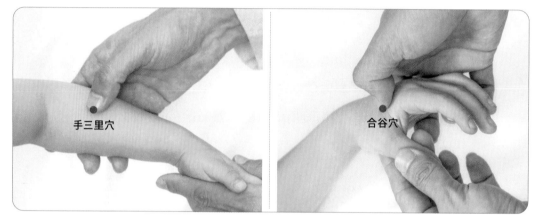

大腸經易堵塞穴位：手三里穴、合谷穴

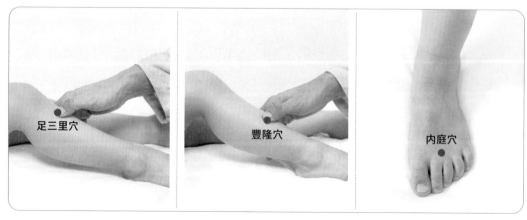

胃經易堵塞穴位：足三里穴、豐隆穴、內庭穴

▼ 按摩方法

在探查到的痛點處，用大拇指指腹給孩子按揉1分鐘左右，每天按揉2~3次，連續疏通3天左右，直至症狀減輕或消失。

3. 風寒發燒後期的善後妙方和健脾食療

在孩子風寒發燒後期，我還習慣用防風、荊芥、白芷、蘇葉、辛夷各 3 克煮水，煮好後用這個藥的熱氣給孩子熏鼻子，熏一會兒鼻子就通暢了。

在飲食上，可以用懷山藥、雞內金煮水，讓孩子喝一點來健脾胃；還可以用乾薑、白蔻、甘草熬成水，給孩子代茶飲。這兩個方子選其一，讓孩子喝2～3天，風寒風寒後期的善後問題解決了，脾胃也養好了，孩子就緩過神來了。

風寒發燒善後熏鼻方

配方 防風、荊芥、白芷、蘇葉、辛夷各3克。

作法
1. 將上述藥材放入鍋中，加入3碗清水。

2. 大火煮開后，再用小火煎煮3分鐘。

3. 用煮好的藥水熏鼻子即可。

叮囑 視具體情況可以連續熏鼻3日。

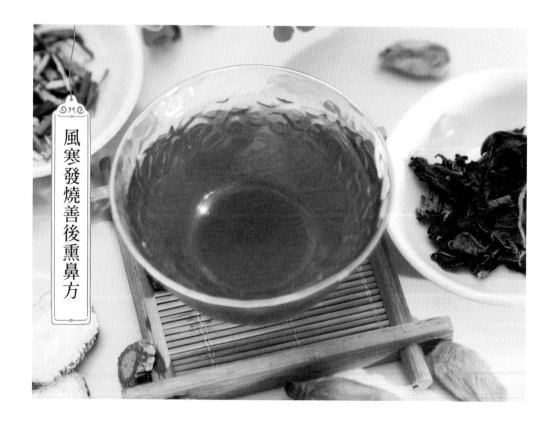

風寒發燒善後熏鼻方

風寒發燒後期健脾方（一）

配方　懷山藥10克，炒雞內金3克。

作法

1. 將上述藥材放入鍋中，加入2碗清水。

2. 大火煮開后，再用小火煎煮10分鐘。

3. 每天喝兩次，一次50毫升左右。

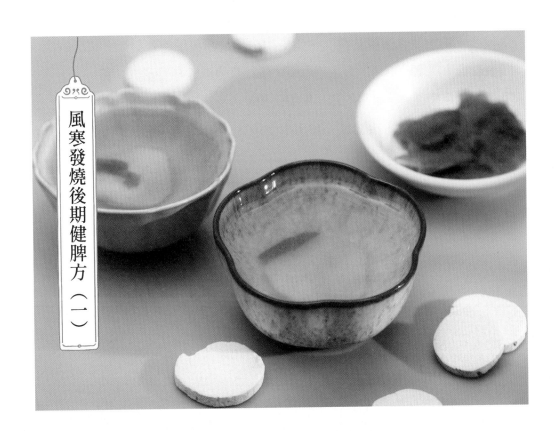

風寒發燒後期健脾方（一）

風寒發燒後期健脾方（二）

配方 乾薑、白蔻、甘草各2克

作法
1. 將上述藥材放入鍋中，加入2碗清水。
2. 大火煮開后，再用小火煎煮10分鐘。
3. 每天喝兩次，一次50毫升左右。

　　小朋友是不會裝病的，他不舒服了就會萎靡不振，只要他恢復了，馬上就會活蹦亂跳的。如果說一年當中孩子都不發燒，那我覺得家長這一年真的是太幸福了，所以我特別推崇要預防在前。家長一定要在孩子風寒的最早期警覺起來，及時給孩子疏通調理，把病邪排出體外，後面就不會出現熱及大腸、侵襲到肺內，甚至引發肺炎這些症狀了。

孩子風熱發燒的
特效經絡調理和食療

1. 孩子風熱發燒的症狀

辨證要點：涕黃黏膩，痰黃黏濁，咽喉、扁桃體、淋巴結腫痛，小便黃，微汗，舌紅苔黃。

發生原因：熱邪侵襲，正邪相爭。

體溫：多數體溫不超過39℃ 。

注意：扁桃體、淋巴結腫大嚴重的要及時就醫。

2. 孩子風熱發燒的吮痧技巧

在扁桃腺沒有發炎腫大的情況下，您可以先在家裡給孩子吮痧。

除了吮痧，還可以在孩子的大椎穴和肺俞穴拔罐，用小的真空拔罐就可以。3～5歲的小朋友在肺俞穴、大椎穴留罐1分鐘，3歲以下的小朋友留罐30秒。

▼ 吮痧技巧

1. 讓孩子以舒服的姿勢坐著或趴著，家長用嘴沿督脈和兩側膀胱經從髮際吮吸至肩背部。

2. 吮吸時，嘴唇固定在一個位置，稍用力連續吸三下，再「啵」一下，每個位置操作三次。

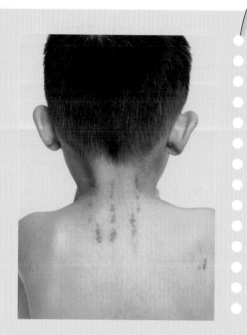

3. 孩子風熱發燒的特效經絡調理

孩子風熱發燒可以給他清天河水、退六腑、平肝清肺來退熱解表；探查和疏通肺經、大腸經、膀胱經的易堵塞穴位尺澤穴、孔最穴、魚際穴、曲池穴、手三里穴、合谷穴、承山穴、崑崙穴來調治。

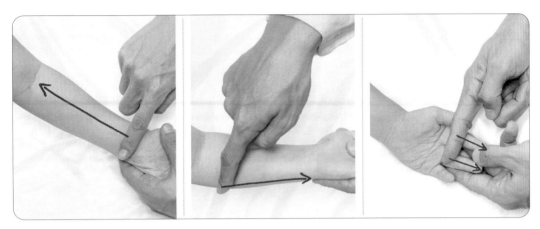

| 清天河水 | 退六腑 | 平肝清肺 |

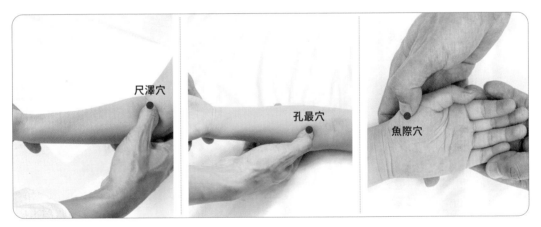

肺經易堵塞穴位：尺澤穴、孔最穴、魚際穴

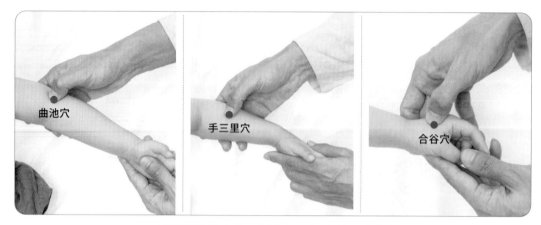

大腸經易堵塞穴位：曲池穴、手三里穴、合谷穴

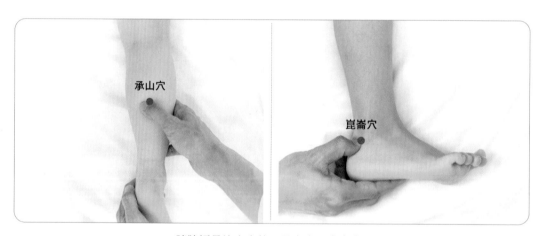

膀胱經易堵塞穴位：承山穴、崑崙穴

▼ 按摩方法：

1. 清天河水：用食指和中指，沿著孩子的腕橫紋中央推至肘橫紋中央，推的時候要既輕又快。每次推10分鐘左右。

2. 退六腑：用食指和中指，沿著孩子的手臂側面小指一側從肘橫紋推至腕橫紋，反覆推拿。每次推10分鐘左右。

3. 平肝清肺：用大拇指或食指，沿著孩子的食指和無名指從指根推到指尖，動作要又輕又快。每次推10分鐘左右。

4. 在探查到的痛點處，用大拇指指腹給孩子按揉1分鐘左右，每天按揉2~3次。在按揉合谷穴、魚際穴的時候，一定不要揉那塊肉，要揉在肉和骨頭之間的縫上。

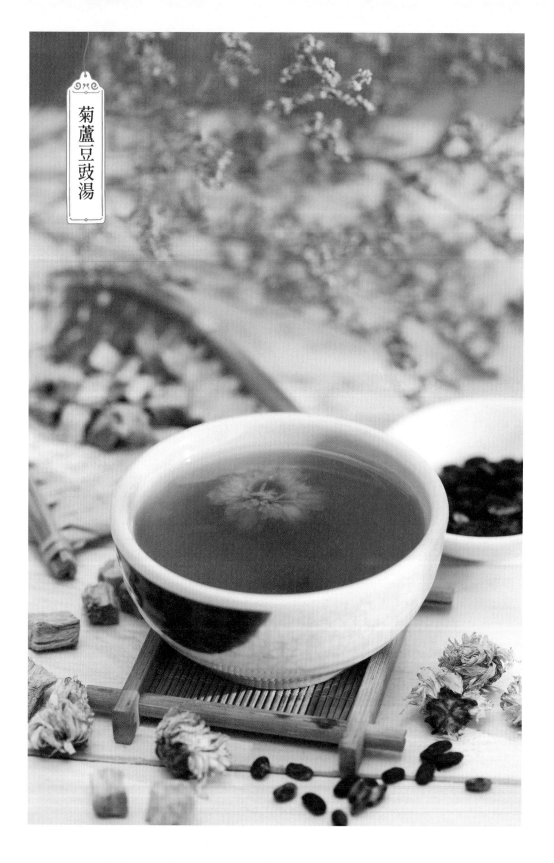

菊蘆豆豉湯

4.孩子風熱發燒的食療和中成藥推薦

疏通完經絡之後，還可以給孩子喝點代茶飲來疏通清熱。

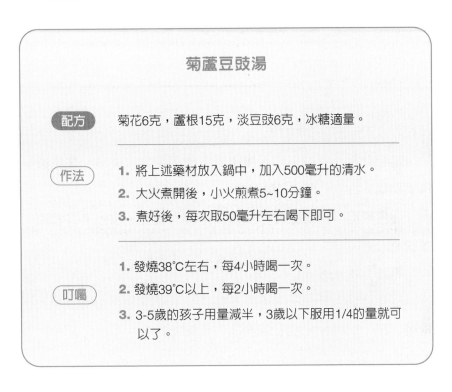

菊蘆豆豉湯

配方 菊花6克，蘆根15克，淡豆豉6克，冰糖適量。

作法
1. 將上述藥材放入鍋中，加入500毫升的清水。
2. 大火煮開後，小火煎煮5~10分鐘。
3. 煮好後，每次取50毫升左右喝下即可。

叮囑
1. 發燒38℃左右，每4小時喝一次。
2. 發燒39℃以上，每2小時喝一次。
3. 3-5歲的孩子用量減半，3歲以下服用1/4的量就可以了。

孩子風熱發燒的中成藥推薦：小兒風寒顆粒

如果孩子是風熱發燒，中成藥我推薦用小兒風寒顆粒。這個藥的成分有：廣藿香、菊花、連翹、大青葉、板藍根、地黃、地骨皮、白薇、薄荷、石膏。有時候您別看不同廠家生產的藥名一樣，但成分不一樣，療效就會有差別。如果是上面這個成分的小兒風寒顆粒，您就可以買來備在家裡。如果出現了風熱發燒的表現，在短時間內您又買不到蘆根或淡豆豉，就可以用這個藥按劑量來給孩子調理。

孩子積食發燒的
特效經絡調理和食療

1. 孩子積食發燒的症狀

　　辨證要點：胃口不好，腹脹；大便不調，或便祕，或腹瀉；睡不安穩；口中有異味（酸腐味），舌苔厚膩。

　　發生原因：過食肥甘厚味以及生冷的食物，導致脾胃寒涼、虛弱。

　　體溫：38～38.5℃。

　　積食發燒也是一種常見的小兒發燒。平時老人太寵孩子了，總擔心孩子吃得少，就多餵兩口，有時候肉吃多了消化不了，就導致孩子積食了。

　　積食發燒有一個特別重要的表現，就是孩子一張嘴有口氣，有一股酸腐味。這是因為食物在腸胃裡待了好幾天，排不出來在那裡發酵了，所以有酸腐味上湧到口腔裡。

　　積食發燒往往還伴有舌苔厚膩，伸舌頭一看，舌頭上有一塊像豆腐一樣的白膩苔，只要看到這個，基本就可以確定是積食發燒。

2. 孩子積食發燒的特效經絡調理

　　孩子積食了，您可以首先給他揉一揉板門穴，揉板門穴具有消食化積、健脾和胃的作用。然後再清天河水來退熱。在經絡上疏通脾經和胃經的易堵塞穴位是重點。您還可以多給孩子捏捏脊，對健脾很有幫助。如果孩子胃脹，可以點揉中脘穴 1 ～ 2 分鐘。

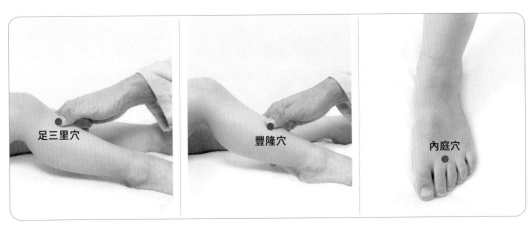

胃經易堵塞穴位：足三里穴、豐隆穴、內庭穴

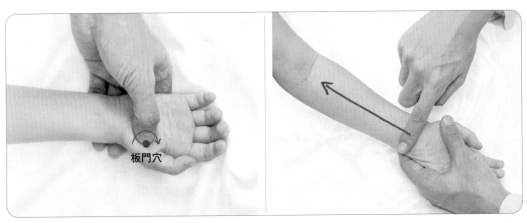

揉板門　　　　　　　　　　　　　　　　　清天河水

▼ 按摩方法：

1. 揉板門：用大拇指指腹按住板門穴處的筋頭狀物揉一揉。
   每次揉1~2分鐘。

2. 清天河水：用食指和中指，沿著孩子的腕橫紋中央推至肘
   橫紋中央，推的時候要既輕又快。每次推10分鐘左右。

3. 在探查到的痛點處，用大拇指指腹給孩子按揉1分鐘左
   右，每天按揉 2~3次。疏通內庭穴的時候可以用食指和拇
   指給孩子輕輕地掐一掐，刺激一下。

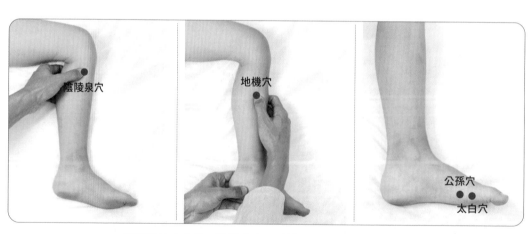

脾經易堵塞穴位：陰陵泉穴、地機穴、太白穴、公孫穴

3. 孩子積食發燒的食療和中成藥推薦

消食化積食療：麥芽山楂神曲飲

孩子積食發燒後，需要消食化積，把體內的積食清理掉後，體溫就降下來了。消食化積，讓孩子喝麥芽山楂神曲飲是不錯的選擇。

麥芽山楂神曲飲

配方　焦麥芽、焦山楂、焦神曲、雞內金各6克。

作法
1. 將上述藥材放入鍋中，加入500毫升的清水。
2. 大火煮開後，小火煎煮10分鐘左右。
3. 煮好後，每次取50毫升左右喝下即可。

叮嚀
1. 這個代茶飲可以給孩子當水喝，大點的孩子可以多喝點，小寶寶適當少喝一些就可以了。
2. 這個代茶飲可以消食化積，但化積之品容易破氣，就是容易把體內的器瀉掉，所以只要孩子燒一退，口中的酸腐之氣沒有了，這個代茶飲就要停掉。

消食化積中成藥推薦：保和丸、大山楂丸

給孩子消食化積，家裡還可以備一些保和丸和大山楂丸。飲食內傷的孩子如果再遇到外邪，比如被風吹了，會比其他孩子更容易發燒。明明上一次風寒剛好，稍微受點外邪又發燒了，這就是飲食內傷導致的。脾胃不好，內有「家賊」就更容易引來「外賊」，所以家裡常備點保和丸、大山楂丸，當孩子出現不愛吃飯、口中有酸腐氣、腹脹等消化不良症狀的時候，就給他稍微吃點，把積食化解了，就不會引起後面的發燒了。

孩子一旦積食了，飲食上更要清淡一些，遠離肥甘厚味以及寒涼的食物。有的孩子本來積食發燒已經好了，結果吃了個冰淇淋，脾胃受到了損傷，又開始發燒。

孩子寒溼發燒的
特效經絡調理及退熱小妙招

1. 孩子寒溼發燒的症狀

　　辨證要點：頭痛身重，噁心嘔吐，腸鳴泄瀉，身體發燒，口中黏膩，舌頭胖大，舌苔白厚黏膩。

　　發生原因：寒邪入體。

　　體溫：37.2～38.5℃。

　　在不同的地區不同的時間，會發生一些季節性發燒。比如寒溼發燒，往往發生在夏天。您可能覺得夏天很熱，怎麼還會受寒呀？現在的夏天，冷氣空調無處不在，小孩子的身體很敏感，他對體溫的調節比成年人靈敏得多，天一熱他的毛孔就打開了，毛孔一打開冷氣就進去了，然後再吃個冰棒，寒邪就進入體內了。

　　中醫認為，夏天不能貪吃涼的東西，但是現在的孩子習慣了吃冰淇淋等寒涼的食物，酸奶也是涼的，有的時候還喝個手搖飲。這樣一來外感受寒，身體裡面也有寒溼，兩方面結合起來身體就會出現頭痛、身子發沉的症狀，這是體內溼氣重的表現；然後還會伴有噁心嘔吐；接著就是腸鳴、腹瀉、發燒。但這時候的體溫可能不高，在38.5℃以下，口中有黏膩的感覺，舌頭胖大有齒

痕，舌苔白而黏膩，尤其是成年人，這種感覺可能會特別明顯。

2. 孩子寒溼發燒的特效經絡調理

　　給孩子調理寒溼發燒，從經絡推拿方面來說，清補脾可以給孩子健脾，平肝清肺能夠促進體內氣機的升降，如果孩子有點發燒，就給他清天河水。

　　經絡疏通方面主要需要疏通膀胱經、膽經和胃經上的易堵塞穴位。膀胱經在肌表，能夠祛除外寒；胃經通暢，孩子的脾胃才能好。那爲什麼要疏通膽經呢？往往胃口變得不好之後，下一步可能會伴有口苦，所以需要疏通一下膽經。

　　另外，捏脊對調治寒溼發燒也很有幫助，可以每天堅持給孩子捏脊。

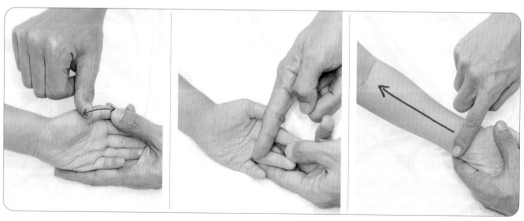

清補脾　　　　　　　　　平肝清肺　　　　　　　　　清天河水

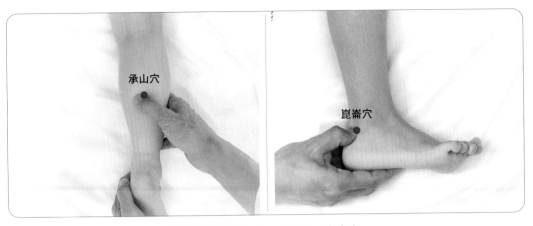

膀胱經易堵塞穴位：承山穴、崑崙穴

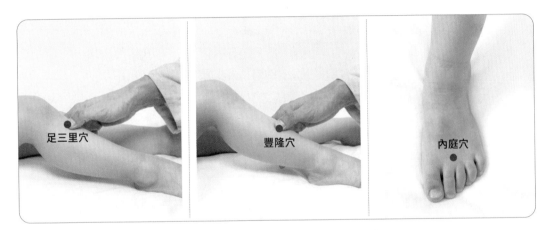

胃經易堵塞穴位：足三里穴、豐隆穴、內庭穴

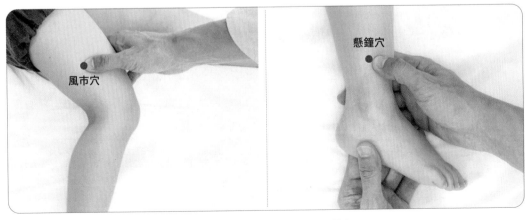

膽經易堵塞穴位：風市穴、懸鐘穴

▼ 按摩方法：

1. 清補脾：用大拇指指腹，沿著孩子大拇指外側從指根到指尖來回地快速輕推。每次推10分鐘左右。

2. 平肝清肺：用大拇指或食指，沿著孩子的食指和無名指指面從指根推到指尖，動作要又輕又快。每次推10分鐘左右。

3. 清天河水：用食指和中指，沿著孩子的腕橫紋中央推至肘橫紋中央，推的時候要既輕又快。每次推10分鐘左右。

5. 在探查到的痛點處，用大拇指指腹給孩子按揉1分鐘左右，每天按揉2~3次。探查、疏通風市穴的時候，孩子可能會很痛，您可以先給他用手掌的掌根輕拍一拍、揉一揉這裡。

3. 孩子寒溼發燒的中成藥推薦及退燒小妙招

　　能夠化解寒溼之氣的中成藥我推薦藿香正氣水和藿香正氣丸。藿香正氣水更適合上焦、中焦受到溼寒，比如嘔吐明顯的病症使用；藿香正氣丸更適用於下焦溼寒重，腹瀉明顯的病症。凡是嘔吐輕、腹瀉重並伴有發燒的孩子，我建議給他按劑量服用藿香正氣丸，讓身體慢慢地吸收藿香正氣丸的藥力。

　　如果孩子喝不下去藿香正氣水，還有一個小妙招，就是把蘸滿藿香正氣水的棉球敷到孩子的肚臍上。

藿香正氣水棉球敷肚臍

配方　藿香正氣水、棉球。

作法
1. 將蘸滿藿香正氣水的棉球放到孩子的肚臍上，用創可貼貼住。
2. 每兩三小時換一次藥。

　　用這個方法兩小時內就能把孩子的體溫降下來，然後每兩三小時換一次藥，一晚上下來，孩子的熱就退了。當然前提是您一定要辨證，如果是寒溼發燒，用藿香正氣水棉球貼肚臍，效果立竿見影。

　　飲食上還是以清淡為主，遠離寒涼。本來脾胃中焦那裡就瘀堵了，各器官運行已經很緩慢了，少吃點沒關係，給孩子喝點小米粥就可以了。

孩子暑溼發燒的
特效經絡調理

1. 孩子暑溼發燒的症狀

　　辨證要點：頭昏沉，身體困倦，脘腹脹滿，舌苔白膩。

　　發生原因：在暑熱環境下待得時間長，又吃了寒涼的食物。

2. 孩子暑溼發燒的特效經絡調理

　　調治暑溼發燒，推拿方面主要是清補脾、平肝清肺、清天河水，疏通經絡方面主要是疏通脾經、胃經、大腸經上的易堵塞穴位，具體包括陰陵泉穴、地機穴、太白穴、公孫穴、足三里穴、豐隆穴、內庭穴、曲池穴、手三里穴、合谷穴，然後多捏脊。因為要袪溼，所以脾經和胃經首當其衝；還要將體內的熱排出去，所以通過疏通大腸經來解決。

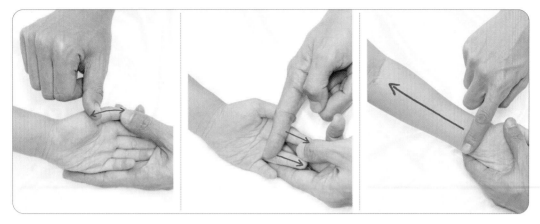

清補脾　　　　　　　　平肝清肺　　　　　　　　清天河水

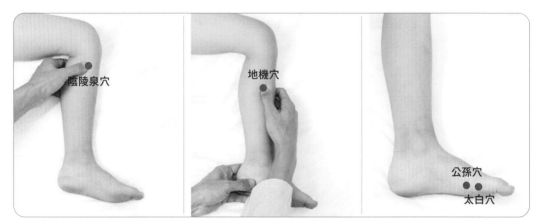

脾經易堵塞穴位：陰陵泉穴、地機穴、太白穴、公孫穴

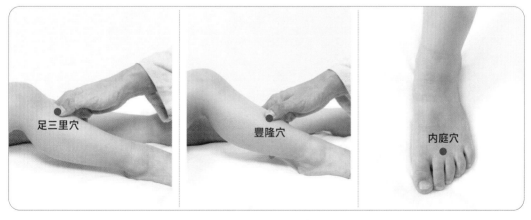

胃經易堵塞穴位：足三里穴、豐隆穴、內庭穴

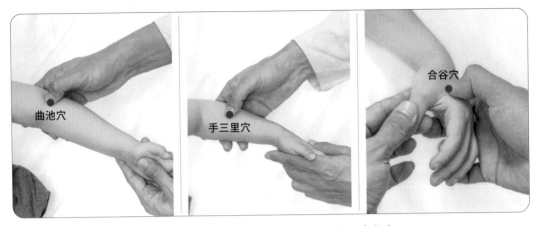

大腸經易堵塞穴道：曲池穴、手三里穴、合谷穴

▼ 按摩方法：

1. 清補脾：用大拇指指腹，沿著孩子大拇指外側從指根到指尖來回地快速輕推。每次推10分鐘左右。

2. 平肝清肺：用大拇指或食指，沿著孩子的食指和無名指從指根推到指尖，動作要又輕又快。每次推10分鐘左右。

3. 清天河水：用食指和中指，沿著孩子的腕橫紋中央推至肘橫紋中央，推的時候要既輕又快。每次推10分鐘左右。

5. 在探查到的痛點處，用大拇指指腹給孩子按揉1分鐘左右，每天按揉2~3次，連續按揉3天左右，痛感減輕、消失後停止。在按揉合谷穴，一定不要揉那塊肉，要揉在肉和骨頭之間的縫上。

第九章

孩子咳嗽時的
經絡調理和食療

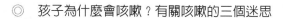

◎　孩子為什麼會咳嗽？有關咳嗽的三個迷思

◎　寒性咳嗽的特效經絡調理和食療

◎　熱性咳嗽的特效經絡調理和食療

孩子爲什麼會咳嗽？
有關咳嗽的三個迷思

1. 咳嗽是身體的一種自我保護機制

　　咳嗽一般分爲寒性咳嗽和熱性咳嗽。往往孩子一咳嗽，家長的心就提起來了。那麼，人爲什麼會咳嗽呢？其實咳嗽和打噴嚏都是我們身體的一種本能，是身體祛除外邪的一種表現。因爲身體裡進入了異物，比如風寒之氣進入體內，侵襲到肺的時候，人就會咳嗽。這是身體在給您提醒和報警，這時候中醫往往會通過潤肺化痰或者疏風散寒來止咳。

　　肺被風寒之氣等侵襲後，往往會產生瘀堵，進而可能會產生痰。痰是我們體內的垃圾，中醫認爲「肺爲儲痰之器，脾爲生痰之源」，所以對於孩子身體的養護，健脾和胃是很重要的。

2. 關於咳嗽的三個迷思

一咳嗽就盲目給孩子止咳

　　很多家長一看到孩子咳嗽，就想趕緊給孩子止咳。其實當下

很多止咳藥都是通過舒緩氣道的平滑肌來起到止咳的作用，這樣做只是讓氣道的平滑肌放鬆下來，沒有力量再去咳了，但痰等異物、炎症仍留在體內，遲早還是會咳出來。而中醫是從根源上調治咳嗽，它是對人體進行整體性的把握和調治，不僅僅是局部的止咳，是要把體內的痰等異物清理掉。

咳嗽不會咳出肺炎，發燒才會

很多家長都擔心孩子長時間咳嗽會咳出肺炎，其實咳嗽不會咳出肺炎，高燒才會引發肺炎。

不是所有的咳嗽吃川貝燉梨都管用

孩子一咳嗽，很多家長首先想到的是吃川貝燉梨。然而您要注意了，寒性咳嗽如果用川貝來調治，完全是南轅北轍，往往會越治越嚴重。因為川貝是寒涼的，梨也是偏涼的，所以這種情況下吃川貝燉梨是不對的。

寒性咳嗽的
特效經絡調理和食療

1. 寒性咳嗽的症狀

　　寒性咳嗽的辨證要點和風寒發燒很像，都是可能有點畏寒怕冷、打噴嚏、流清涕、咳嗽、舌苔薄白、舌頭是淡紅色的。如果孩子的舌頭很紅、舌苔是黃的，那就是熱象。如果孩子的舌苔薄白，舌頭的顏色淺於口腔黏膜的顏色，且沒有黃痰，也沒有黃鼻涕，那麼這個咳嗽就是寒性咳嗽。

2. 寒性咳嗽的吮痧技巧

　　在寒性咳嗽剛開始的時候，您可以馬上給孩子在後背脊柱兩側吮痧，一般這時候肺俞穴、肩頸處出痧比較多，吮痧後咳嗽往往就明顯減輕了。

▼ 吮痧技巧

1. 讓孩子以舒服的姿勢坐著或趴著，家長沿督脈和兩側
   膀胱經從髮際吮吸至肩背部。

2. 吮吸時，嘴唇固定位置，稍用力連續吸三下，再
   「啵」一下，每個位置操作三次。

3. 寒性咳嗽的特效經絡調理

寒性咳嗽在經絡穴位調理方面主要是按揉肺經和脾經上的易堵塞穴位。尤其是尺澤穴，包括尺澤穴向上的一段可能都比較僵緊，您就好好地給孩子揉一揉。有時候我家孩子一咳嗽，我就直接用嘴在他的尺澤穴到孔最穴這一段吮痧，痧出來之後咳嗽就明顯減輕了。

為什麼要疏通脾經呢？「肺為儲痰之器，脾為生痰之源」，而且肺經是從脾經中生發出來的，您可以通過疏通脾經來給肺經打好地基。脾經上的陰陵泉穴、地機穴、太白穴和公孫穴，這幾個位置您都可以給孩子揉一揉，疏通一下。

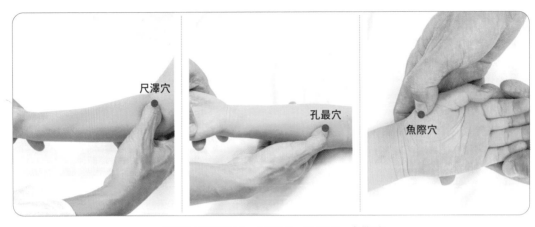

肺經易堵塞穴位：尺澤穴、孔最穴、魚際穴

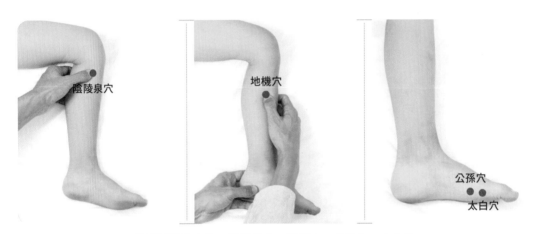

脾經易堵塞穴位：陰陵泉穴、地機穴、公孫穴、太白穴

▼ 按摩方法：

在探查到的痛點處，用大拇指指腹給孩子按揉1分鐘左右，每天按揉2~3次，連續按揉3天左右，痛感減輕、消失後停止。

4. 寒性咳嗽的食療：烤橘子、花椒蒸梨

寒性咳嗽早期或風寒後期咳嗽，給孩子吃烤橘子

尤其在冬天，孩子出現了寒咳，可以給他吃烤橘子，這是我家常用的一個方法。

烤橘子

配方　橘子3個左右（砂糖橘更方便製作）。

作法
1. 將筷子插進橘子裡，不要插到頭。
2. 打開瓦斯爐，調小火，把橘子放在火上烤，接觸火的地方會慢慢變黑。
3. 拿起橘子，拔出筷子，再將筷子插到烤好的一面，讓另一面接觸火，等橘子全部變黑時，關火。
4. 將橘子拿下來，涼一涼，等到橘子微溫的時候剝開，讓孩子吃橘子肉。

需要注意的是吃烤橘子的時機：寒性咳嗽早期，或者風寒後期的其他風寒症狀都消失了，只是在凌晨還有點咳嗽，這時候適合給孩子吃烤橘子。

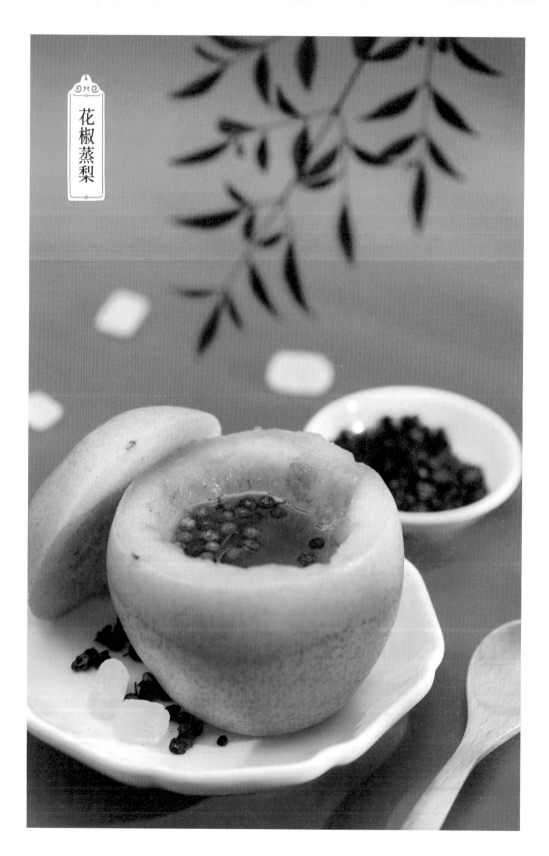

花椒蒸梨

痰少咳嗽重，有外感風寒表現的時候，給孩子吃花椒蒸梨

調理寒性咳嗽還有一個食療，就是用花椒蒸梨給孩子吃。這個方法適合在痰少咳嗽重，有外感風寒表現的時候用。梨有潤肺的功效，花椒能夠祛寒溫中。

花椒蒸梨

配方　梨1個，花椒20粒，冰糖2~3顆。

作法
1. 把梨洗乾淨，切開上面1/5處留作蓋子，用勺子挖去梨核，注意不要挖穿。
2. 然後放入花椒和冰糖，蓋上切開的蓋子，用牙籤插住。
3. 鍋裡多放水，把梨放在小碗裡，再放到蒸籠上開始蒸煮。
4. 大火燒開轉小火蒸20分鐘後關火，等稍微涼一些就可以把花椒取出吃梨肉了，也可以喝蒸出來的湯汁。

跟發燒時一樣寒性咳嗽在飲食方面，一定要清淡，盡量少給孩子吃肉，先養好脾胃，脾胃養好了，才能順暢地給身體提供能量，咳嗽的問題也就解決了。

5. 寒性咳嗽的中成藥推薦

風寒症狀嚴重，咳嗽輕、痰白的時候，用通宣理肺丸

　　孩子得了風寒風寒，如果您發現的時候已經比較晚了，孩子開始頭疼發燒了，有畏寒、咳嗽、鼻音重、鼻塞、流鼻涕、四肢酸痛、不願意動彈等表現，這就是風寒束表，說明寒氣已經侵襲到孩子的肺裡，有點嚴重了。這時候可以給孩子用一個中成藥叫通宣理肺丸。

　　因為這個藥不太苦，孩子吃起來不太困難，家裡可以備著點。您一定要注意這個藥的用藥時機是在孩子外感風寒的症狀比較重，咳嗽比較輕，咳出來的痰是白色的時候。比如寒性咳嗽早期吃烤橘子的時候還沒有痰，現在有痰了，就用通宣理肺丸來調理。

外感發燒、咳嗽重、痰黃的時候，用急支糖漿

　　如果孩子咳嗽比較嚴重，有痰黃、發燒、怕冷、無汗，並且有胸膈滿悶、咽喉痛症狀表現，這時候可以給孩子喝急支糖漿。這個藥能夠清熱化痰，宣肺止咳。

　　給孩子用止咳藥的時候，一定不能亂用，要對症用藥。如果孩子是怕熱、痰黃，就不能用急支糖漿；一定是外感風寒，怕冷惡寒才能用急支糖漿。

寒熱夾雜咳嗽用小兒麻甘顆粒

孩子如果是寒熱夾雜咳嗽，會表現爲高燒、咳喘、痰黃。用心觀察，孩子在咳嗽早期時咳嗽的聲音一般都比較清脆，說明邪氣還在體表，但是當孩子有點喘了的時候，邪氣就往肺裡走了，此時如果痰是黃色的，可以用一種中成藥叫小兒麻甘顆粒。我給我家孩子用過一次這個藥，效果可以說是立竿見影，因爲它具有很好的清肺熱、化痰、止咳平喘的作用，但前提是辨症要準確。

最後要鄭重提醒家長，以上介紹的中成藥要在正規的醫院或中藥房購買，並務必按照正規醫師給出的劑量來用藥。

熱性咳嗽的
特效經絡調理和食療

1. 熱性咳嗽的症狀

除了寒性咳嗽還有熱性咳嗽，熱性咳嗽的辨證跟風熱發燒類似，主要表現有咽喉腫痛、涕黃黏膩、痰黃、小便黃，舌苔也是黃的。當孩子咳嗽並伴有這些症狀的時候，就是典型的熱性咳嗽。

2. 熱性咳嗽的特效經絡調理

調理熱性咳嗽一定要清熱、化痰、止咳。在經絡方面您需要給孩子疏通易堵塞穴位，也就是肺經上的尺澤穴、孔最穴、魚際穴，脾經上的陰陵泉穴、地機穴、太白穴、公孫穴，再加上腎經上的大鐘穴、水泉穴、照海穴。

疏通肺經能夠化痰、清肺熱，疏通脾經能夠化痰、健脾，再加上疏通腎經就來清除體內的熱邪，您這樣給孩子疏通下來，孩子的熱性咳嗽能得到明顯的緩解。

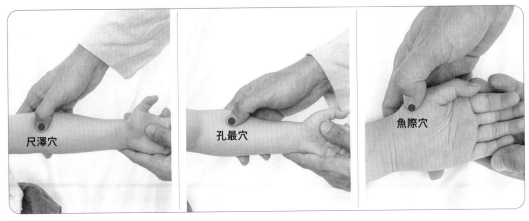

肺經易堵塞穴位：尺澤穴、孔最穴、魚際穴

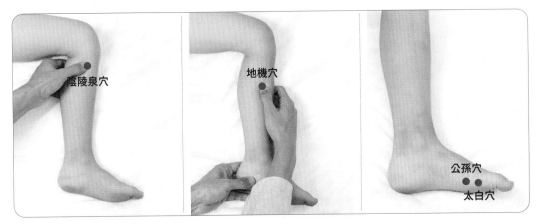

脾經易堵塞穴位：陰陵泉穴、地機穴、公孫穴、太白穴

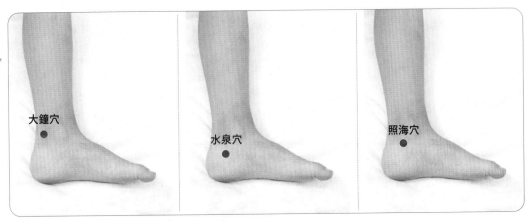

腎經易堵塞穴位：大鐘穴、水泉穴、照海穴

▼ 按摩方法：

在探查到的痛點處，用大拇指指腹給孩子按揉1分鐘左右，每天按揉2~3次，連續按揉3天左右，痛感減輕、消失後停止。

3. 熱性咳嗽的食療：川貝燉梨

　　熱性咳嗽如果痰不太多，相對咳嗽比較厲害，可以用川貝燉梨來調理。如果孩子有咳嗽口乾、痰少黏黃、咽痛，同時還伴有發燒、頭痛這些症狀，就用川貝燉梨來調理。但是寒性咳嗽禁用川貝燉梨，會加重病情。

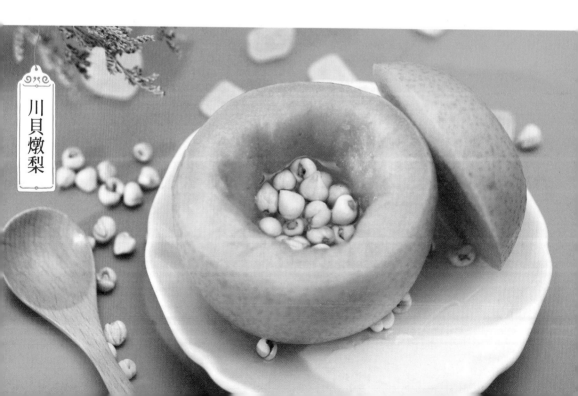

川貝燉梨

川貝燉梨

配方　梨1個，川貝3克，冰糖2~3顆。

作法

1. 把梨洗乾淨，切開上面 1/5處留作蓋子，用勺子挖去梨核，注意不要挖穿。

2. 然後放入川貝和冰糖，蓋上切開的蓋子，用牙籤插住。

3. 鍋裡多放水，把梨放在小碗裡，再放到蒸籠上開始蒸煮。

4. 大火燒開轉小火蒸20分鐘後關火，等稍微涼一些就可以把川貝取出吃梨肉了，也可以喝蒸出來的湯汁。

4. 熱性咳嗽的中成藥推薦

孩子咳嗽、發燒、咽痛、痰黃，用兒童清肺口服液

　　用中成藥調治熱性咳嗽，可以直接清熱化痰。有一個中成藥叫兒童清肺口服液，就具有清肺化痰止咳的作用。而在前面介紹的調理寒性咳嗽的中成藥急支糖漿和通宣理肺丸，也具有清熱化痰的作用。這時候具體要用哪種中成藥來調理呢？您就要辨症了。

　　寒性咳嗽往往咽痛不明顯，咳出的痰大多是白色的；痰黃、

咽痛往往是熱症的表現。如果孩子幾乎沒有怕冷畏寒這些風寒的症狀，他主要是面赤發燒、咽痛、咳嗽、痰黃，基本可以判斷是熱性咳嗽，就用兒童清肺口服液來調理。

您在購買兒童清肺口服液的時候，不必太在意是哪個廠家生產的，只要含有以下成分就可以購買：麻黃、苦杏仁、石膏、甘草，其實這就是麻杏石甘湯，一個很重要的清肺熱的方子；然後還有桑白皮、瓜蔞皮、黃芩、板藍根、法半夏、浙貝母、橘紅、紫蘇子、葶藶子、紫蘇葉、細辛、薄荷、枇杷葉、白前、前胡、石菖蒲、天花粉、青礞石，這是一個以清熱為主，稍微有點解表化痰的方子。兒童清肺口服液用到的藥材比較多，但是用量都比較小，比較安全，適合孩子患熱性咳嗽的時候使用。

孩子痰多，咳不出來，用複方鮮竹瀝液

如果孩子咳嗽的時候痰特別多，發出呼呼的聲音卻咳不出痰來，同時還伴有發燒、咽痛、痰黃等熱性咳嗽的症狀，這時候就特別適合用一種中成藥叫複方鮮竹瀝液。竹瀝是從竹子上烤出來的一種黏糊糊的液體，對清這種黏濁的痰效果很好。

第十章

孩子腹瀉時的
經絡調理和食療

孩子腹瀉分爲傷食腹瀉、熱性腹瀉、受寒腹瀉、脾虛腹瀉、半夜腹瀉

　　前面我們講了調治孩子發燒和咳嗽的特效經絡調理以及食療。還有一個病是孩子經常會得的，就是小兒腹瀉——拉肚子。如果孩子連續三四天都拉肚子，吃什麼拉什麼，估計您就該緊張了。

　　孩子拉肚子，很多家長的第一個反應是趕緊去藥店給孩子買點藥止瀉。藥店裡治療小兒腹瀉的藥往往是蒙脫石散或枯草桿菌二聯活菌顆粒。蒙脫石散其實主要起到乾燥的作用，它能吸附腸道中的水分，這樣孩子的大便就乾燥成形了，可是很多時候您給孩子吃了蒙脫石散也沒有效。而枯草桿菌二聯活菌顆粒是一種菌群活化劑，既然孩子現在的腸道菌群紊亂了，那就用點菌群，把好的有益菌送進去，幫助腸道建立菌群平衡，這個方法對一些孩子有效，對一些孩子卻沒有效果。

　　那麼，中醫是怎麼看腹瀉的呢？

　　中醫看腹瀉要辨溫熱寒涼，所以把腹瀉分爲傷食腹瀉、熱性腹瀉、受寒腹瀉、脾虛腹瀉，甚至還有半夜腹瀉。一定要辨證準確，有的放矢，對症治療，才能有效恢復孩子的脾胃功能，大便才能正常。

孩子傷食腹瀉的
特效經絡調理和食療

現在的孩子往往都有不同程度的積食傷食，因此傷食引起的腹瀉也比較多。由於家長餵養不當，讓孩子吃得過多，或者孩子吃了較多的肥甘厚膩以及寒涼的食物，損傷了脾胃引起了腹瀉。

1. 孩子傷食腹瀉的症狀

辨證要點一：大便一般是淡黃色或者黃綠色的，大便中會夾著水，排便的時候還會夾雜著點屁。大便裡面可能還有沒消化的奶瓣或食物殘渣，有一股酸臭味。

辨證要點二：孩子腹脹，可能有一點微微的腹痛，有的寶寶在腹瀉前會哭鬧，瀉後痛感減輕。

辨證要點三：孩子噯氣酸餿，不想吃飯。

辨證要點四：舌苔厚膩，舌苔色白或微黃。

孩子傷食腹瀉最主要的辨證要點是大便稀並伴有口氣，以及大便有酸腐味。如果孩子有這些症狀，基本就可以確定是傷食腹瀉了，這時候您可以稍微給孩子禁一下食，讓他少吃點。

2. 孩子傷食腹瀉的特效經絡調理

　　在傷食腹瀉的推拿按摩方案中，要疏通大腸經、胃經和脾經上的易堵塞穴位。因為要健脾和胃、恢復腸道功能，所以不管是小兒腹瀉還是成人腹瀉，您一定要首先想到大腸。這時候大腸裡面的狀態往往不好，所以您給孩子按揉大腸經上的曲池穴、手三里穴、合谷穴都可能特別疼。給孩子揉的時候，力度要輕一點，每個穴位揉一分鐘左右就可以了。

　　疏通脾經和胃經上的易堵塞穴位也是按揉一分鐘左右就可以了。哪個穴位疼您就給他在那裡多揉一會兒。疏通完大腸經、脾經和胃經，還要點揉中脘穴一分鐘左右。中脘穴位於身體的中焦，是一個承上啟下的位置，而且中脘穴是胃之募穴，對它進行疏通、按揉，能促進胃的蠕動，加速食物的代謝。

▼ 按摩方法：

在探查到的痛點處，用大拇指指腹給孩子按揉1分鐘左右，每天按揉2~3次，連續按揉3天左右，痛感減輕、消失後停止。

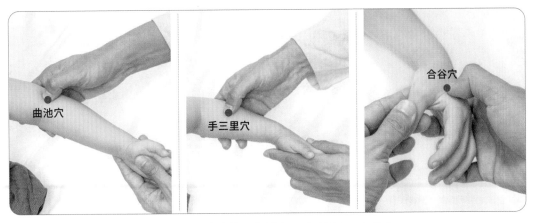

大腸經易堵塞穴位：曲池穴、手三里穴、合谷穴

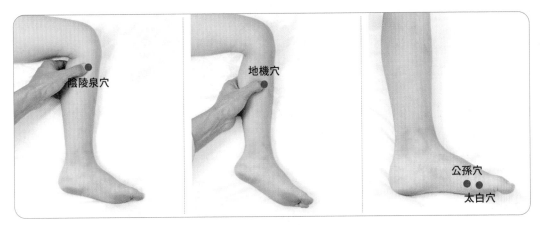

脾經易堵塞穴位：陰陵泉穴、地機穴、公孫穴、太白穴

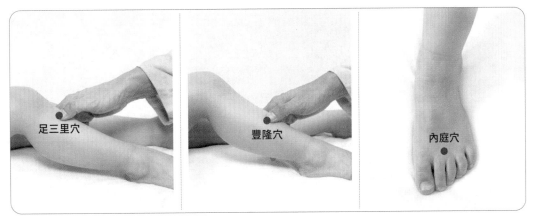

胃經易堵塞穴位：足三里穴、豐隆穴、內庭穴

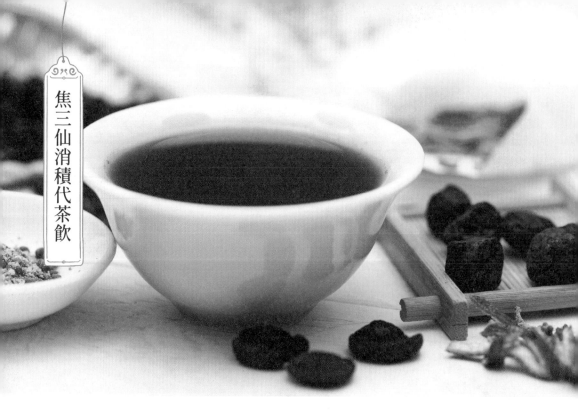

焦三仙消積代茶飲

3. 孩子吃壞肚子腹瀉的替代茶飲

在食療方面，既然孩子吃壞肚子了，您就要給他消食化積。

焦三仙消積代茶飲

配方 焦麥芽、焦山楂、焦神曲、菜菔子（蘿蔔子）各10克，陳皮3克。

作法
1. 將上述藥材放入水壺中，加入清水煎煮，大火煮開后，小火煎煮10分鐘即可。
2. 稍微晾涼後，給孩子代替水喝就可以了。

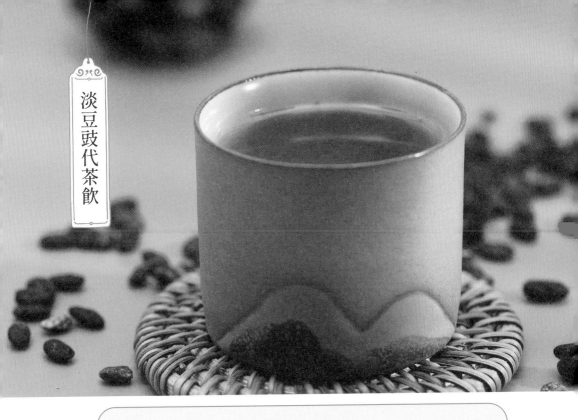

淡豆豉代茶飲

淡豆豉代茶飲

配方 淡豆豉50粒左右。

作法
1. 將淡豆豉放水壺中，加入清水煎煮，大火煮開後，小火煎煮10分鐘即可。

2. 稍微晾涼后，孩子代水喝就可以了。

3. 5歲以上的孩子每次喝50毫升左右，3~5歲減半服用，3歲以下再減半服用。每日三次。

叮囑 淡豆豉最好到正規的大藥房購買，因為淡豆豉的銷量不大，一些藥店的藥材會有沉積，淡豆豉儲存半年後就可能會壞掉。

　　中成藥方面，如果是吃壞肚子引起的腹瀉，可以給孩子吃點保和丸。飲食上還是以清淡為主，小孩子的脾胃嬌嫩，所以寒涼和肥甘厚膩的食物都不能再吃了。

孩子熱性腹瀉的
特效經絡調理和食療

1. 孩子熱性腹瀉的症狀

　　辨證要點一：熱性腹瀉是由內熱導致的，它的一大特點是瀉的量很大而且急促，大便是金黃色的，瀉的過程中可能會夾有屁和水，色黃而臭。吃壞肚子腹瀉的大便是有一股酸臭味，而熱性腹瀉的大便是一灘在那兒，黃乎乎的特別臭。

　　辨證要點二：熱性腹瀉還有一個特點是孩子會肚子疼，如果腹瀉比較嚴重，肛門處可能伴有一些灼熱感。

　　辨證要點三：熱性腹瀉還會伴有發燒、心煩、口渴、面色紅赤、哭鬧、小便色黃短少、舌苔黃、舌頭紅這些症狀。

2. 孩子熱性腹瀉的特效經絡調理

　　既然是熱性腹瀉，就需要清熱。首先給孩子平肝清肺、退六腑，在經絡推拿方面，則疏通大腸經、肺經和脾經上的易堵塞穴位。

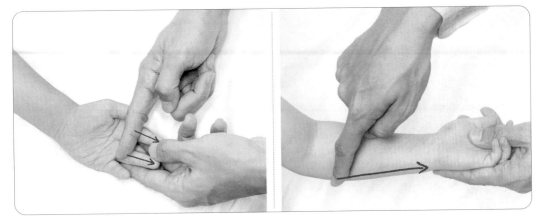

平肝清肺　　　　　　　　　　　　　退六腑

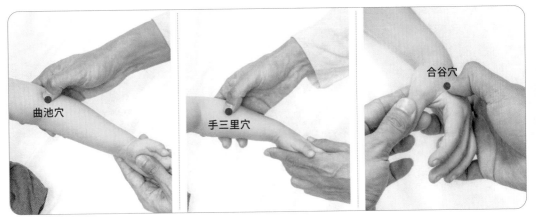

大腸經易堵塞穴位：曲池穴、手三里穴、合谷穴

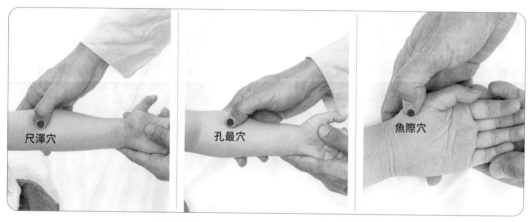

肺經易堵塞穴位：尺澤穴、孔最穴、魚際穴

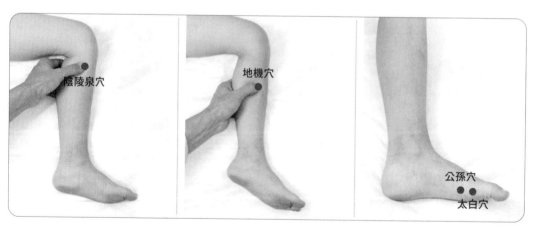

脾經易堵塞穴位：陰陵泉穴、地機穴、公孫穴、太白穴

▼ 按摩方法：

1. 平肝清肺：用大拇指或食指，沿著孩子的食指和無名指從指根推到指尖，動作要又輕又快。每次推10分鐘左右。

2. 退六腑：用食指和中指，沿著孩子的手臂側面小指一側從肘橫紋推至腕橫紋，反覆推拿。每次推10分鐘左右。

3. 在探查到的痛點處，用大拇指指腹給孩子按揉1分鐘左右，每天按揉2~3次。連續按揉幾天後，痛感減輕、消失後停止。在按揉合谷穴　，一定不要揉那塊肉，要揉在肉和骨頭之間的縫上。

3. 孩子熱性腹瀉的替代茶飲

如果孩子是熱性腹瀉，您就可以用清熱的方法來給他調理。有一個經方叫葛根芩連湯，這個藥我給我家孩子用過一次。當時我發現孩子的大便是黃的，還特別臭，就想到這應該是熱性腹瀉，就給他煮了葛根芩連湯喝。當時孩子喝完這個藥之後，不到半小時就不拉肚子了。這是因為他內在的熱被化解了，腸道功能恢復正常，大便也就正常了。

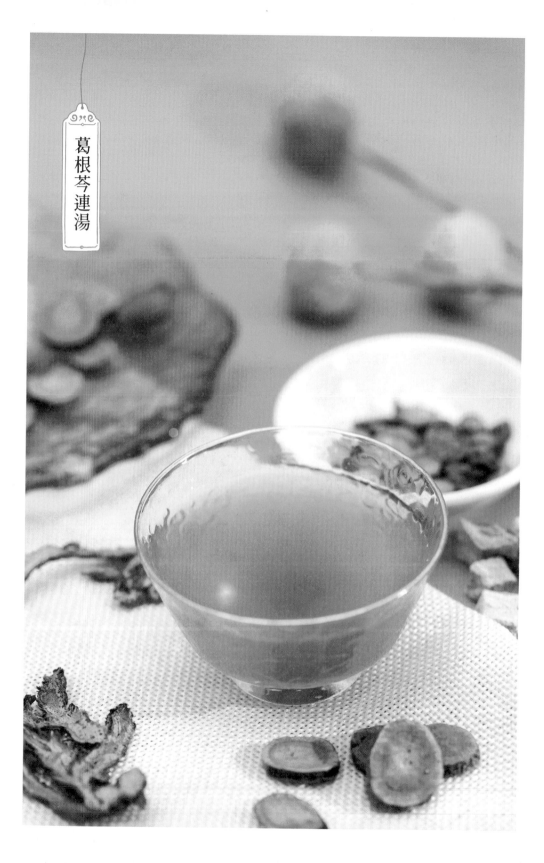
葛根芩連湯

葛根芩連湯

配方　葛根15克，炙甘草6克，黃芩6克，黃連6克。

作法

1. 將上述藥材放入鍋中，加入兩碗清水，大火煮開後，小火煎煮成一碗水即可。

2. 稍微晾涼後，給孩子當水喝就可以了。

3. 5歲以上的孩子每次喝50毫升左右，3~5歲減半服用，3歲以下再減半服用。每日三次。

叮嚀　孩子不拉肚子後這個藥要馬上停掉，不然會消耗孩子體內的陽氣，對身體反而不好。

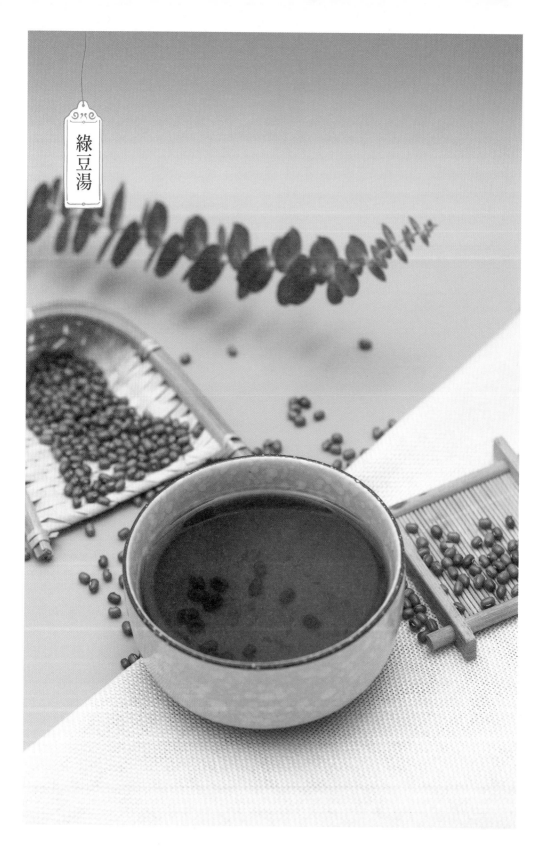

緑豆湯

如果孩子熱性腹瀉的症狀比較輕，您家裡也沒有葛根、甘草這些藥材，就可以給孩子煮綠豆湯喝，也能夠起到清熱解毒的作用。

綠豆湯

配方　綠豆50克。

作法
1. 將綠豆放入鍋中，加入兩碗清水，大火煮開後，小火再煎煮15分鐘即可。
2. 稍微晾涼后，給孩子當水喝就可以了。
3. 5歲以上的孩子每次喝50毫升左右，3~5歲減半服用，3歲以下再減半服用。每日三次。

叮囑　孩子不拉肚子後就不用再喝了。

熱性腹瀉只要辨證準確的話，給孩子喝葛根芩連湯來調治，效果幾乎是立竿見影。但葛根芩連湯很苦，孩子不太願意喝，有一個中成藥叫葛根芩連口服液，這時候可以給孩子服用。

孩子受寒腹瀉的
特效經絡調理和食療、外敷妙方

1. 孩子受寒腹瀉的症狀

辨證要點一：大便多如水樣，顏色淡，大便裡面可能有泡沫，但臭味不重。

辨證要點二：腸鳴腹脹，即肚子咕嚕嚕地叫、脹脹地，有時候可能伴有一點疼痛。

辨證要點三：孩子的口唇可能是淡白色的，舌苔淡白，舌頭淡紅，手腳有點冰冷，食慾也不好，小便清長。

辨證要點四：如果孩子腹瀉後肛門發紅，一般是熱性腹瀉；如果肛門不發紅，往往是受寒腹瀉。

2. 孩子受寒腹瀉的特效經絡調理

受寒腹瀉在經絡方面就是疏通大腸經、脾經和胃經的易堵塞穴位——曲池穴、手三里穴、合谷穴、陰陵泉穴、地機穴、太白穴、公孫穴、足三里穴、豐隆穴、內庭穴，恢復脾胃功能。

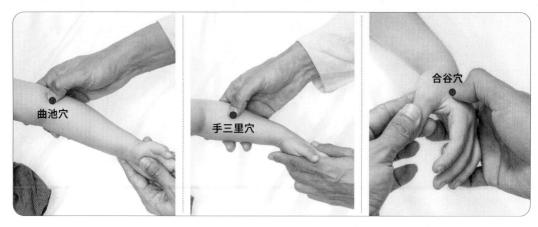

大腸經易堵塞穴位：曲池穴、手三里穴、合谷穴

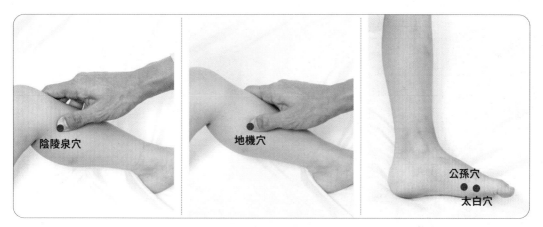

脾經易堵塞穴位：陰陵泉穴、地機穴、公孫穴、太白穴

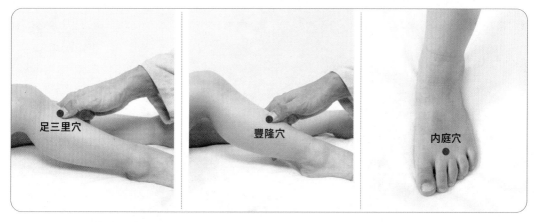

胃經易堵塞穴位：足三里穴、豐隆穴、內庭穴

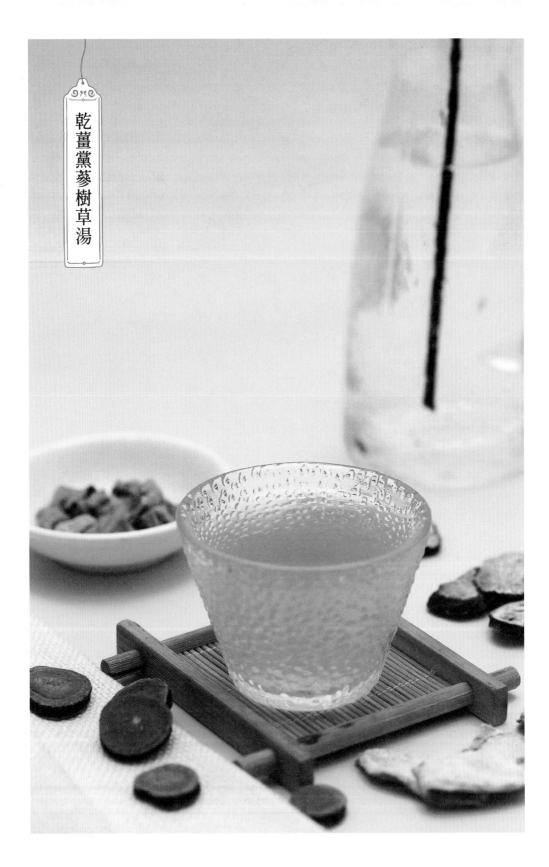

乾薑黨蔘樹草湯

▼ 按摩方法：

在探查到的痛點處，用大拇指指腹給孩子按揉 1 分鐘左右，每天按揉 2~3 次，連續按揉 3 天左右，痛感減輕、消失後停止。

3. 孩子受寒腹瀉的精選食療方和外敷妙方

給孩子調理受寒腹瀉，您需要用一些熱性的東西去平衡它，其中乾薑黨參樹草湯就是一個很好的健脾胃溫脾腸的方子。

乾薑黨蔘樹草湯

配方 乾薑、黨蔘、白樹、甘草各6克。

作法
1. 將上述藥材放入鍋中，加入兩碗清水，大火煮開後，小火煎煮成一碗水即可。
2. 稍微晾涼後，給孩子當水喝就可以了。
3. 5歲以上的孩子每次喝50毫升左右，3~5歲減半服用，3歲以下再減半服用。每日三次。

另外如果孩子是受寒腹瀉，您還可以用粗鹽，就是平時醃鹹菜用的粗鹽炒熱來給孩子熱敷肚臍。

粗鹽熱敷肚臍

配方　粗鹽適量。

作法
1. 將粗鹽炒熱，裝入一個小布袋中。

2. 將裝有炒熱後粗鹽的小布袋放到孩子的肚臍上熱敷半小時（注意不要太燙，以免傷到孩子的皮膚），讓熱氣緩緩地滲透到肚臍中。

3. 半小時後再次把布袋中的鹽加熱，放到孩子肚臍上熱敷。

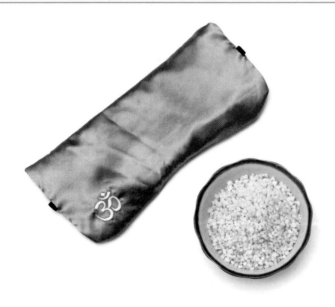

　　反覆熱敷三次左右，孩子的小手、小腳就溫熱了，肚子也不那麼疼了，腹瀉往往也就止住了。

孩子脾虛腹瀉的
特效經絡調理和食療

1. 孩子脾虛腹瀉的症狀

由於家長平時餵養不當，導致孩子脾胃虛弱，孩子就可能經常拉肚子，那麼這種脾虛引起的腹瀉有什麼辨證要點呢？

辨證要點：孩子剛吃完飯就要上廁所拉肚子，也沒有什麼腸鳴音，大便像稀溏一樣一灘，顏色是淡黃色的。

2. 孩子脾虛腹瀉的特效經絡調理

調理孩子的脾虛腹瀉，在推拿按摩上首先需要清補脾和補大腸，然後每天睡覺前給孩子捏脊五遍。捏脊也是在健脾胃，有的家長說都給孩子捏一個月了還沒什麼效果，您別著急，要相信孩子自身旺盛的生命力，堅持捏下去，早晚會有效果。

當然了，因為脾虛，脾經和大腸經上的易堵塞穴位肯定需要按揉和疏通。您還需要每天給孩子在中脘穴上輕輕地點揉一分鐘。

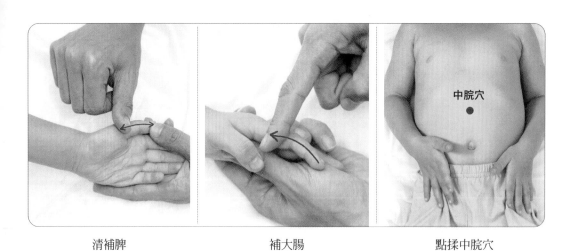

清補脾　　　　　　　　補大腸　　　　　　　　點揉中脘穴

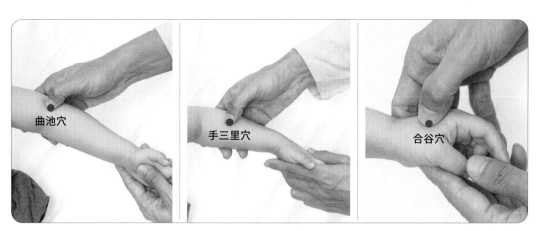

大腸經易堵塞穴位：曲池穴、手三里穴、合谷穴

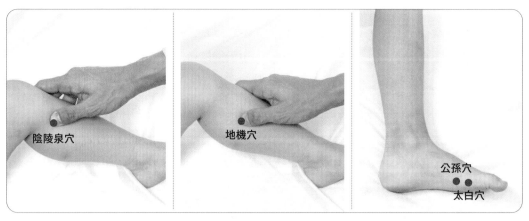

脾經易堵塞穴位：陰陵泉穴、地機穴、公孫穴、太白穴

　　說到易堵塞穴位，孩子脾經和大腸經上的易堵塞穴位也許揉個兩三天就不疼了，那您就不需要再給孩子揉了，但您可以堅持每天給孩子捏脊，把中脘穴作為重點，每天輕輕給他按揉一兩分鐘，慢慢地孩子的脾胃強健了，也就不腹瀉了。

▼ 按摩方法：

1. 清補脾：用大拇指指腹，沿著孩子大拇指外側從指根到指尖來回地快速輕推。每次推10分鐘左右。

2. 補大腸：用大拇指或食指指腹，沿著孩子的食指外側指尖推到指根。每次推10分鐘左右。

3. 點揉中脘穴：用大拇指或食指指腹放在孩子的中脘穴上輕輕地按揉。每次按揉1~2分鐘。

4. 在探查到的痛點處，用大拇指指腹給孩子按揉1分鐘左右，每天按揉2~3次。連續按揉幾天後，痛感減輕、消失後停止。

5. 捏脊：讓孩子趴在床上，您就可以快速地從他的尾骨下方開始，大拇指在後面、食指在前面捏住孩子脊柱兩側的皮膚向前推，**擀**這個皮，一直捏到肩頸部。每次捏5遍左右。

3. 孩子脾虛腹瀉的食療：懷山藥扁豆湯

　　健脾的功夫在平時，如果您想給孩子健脾和胃、滋養脾胃，
調治脾虛腹瀉，給您介紹一個簡單的食療方。

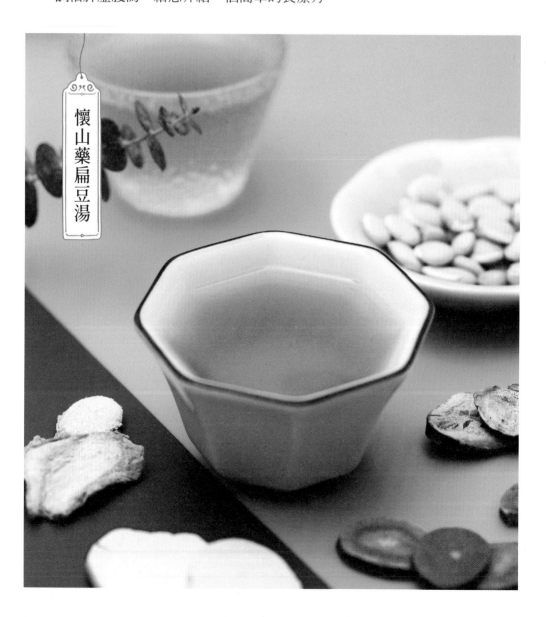

懷山藥扁豆湯

懷山藥扁豆湯

配方　懷山藥、白扁豆各10克，白樹、乾薑、甘草各3克。

作法
1. 將上述藥材放入鍋中，加入三碗清水，大火煮開後，小火煎煮成一碗水即可。
2. 稍微晾涼後，給孩子當水喝就可以了。
3. 5歲以上的孩子每次喝50毫升左右，3~5歲減半服用，3歲以下再減半服用。每日三次。

叮嚀
1. 懷山藥盡量去正規中藥房購買好一點的。
2. 脾胃需要慢慢調養，而這個食療藥效比較溫和，只要是針對孩子脾胃虛弱，給孩子健脾和胃，這個食療可以長期使用。

　　如果孩子脾胃虛弱的話，飲食上還是要清淡一點，肉類、葷腥類的食物可以稍微吃一些，但一定不要過量。我們總是想給孩子補很多營養，其實是不需要的，能被身體消化吸收的才是有用的。所以孩子在飲食上還是以清淡為主，切忌寒涼，一定不要任由孩子的性子，也許孩子就吃了一個冰淇淋，調養了很久的脾胃功能又直接回到原來的樣子了。

孩子半夜腹瀉的
特效經絡調理和食療

還有的孩子會連續幾天半夜大便，比如總是半夜醒來要大便，大便還不是特別清稀，中醫把這叫作半夜腹瀉。

1. 孩子半夜腹瀉的特效經絡調理

調理孩子半夜腹瀉，在小兒推拿按摩方面，首先要給孩子清補脾和平肝清肺；在經絡方面，需要疏通大腸經、膽經和肝經上的易堵塞穴位；同時堅持每天捏脊五遍。

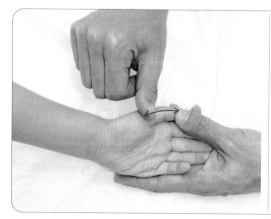

清補脾

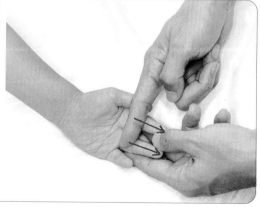

平肝清肺

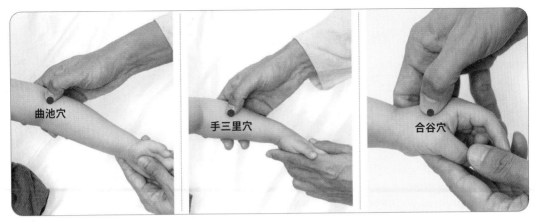

大腸經易堵塞穴位：曲池穴、手三里穴、合谷穴

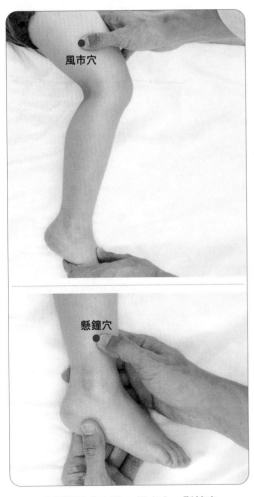

膽經易堵塞穴位：風市穴、懸鐘穴

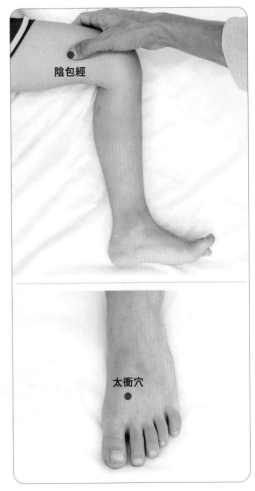

肝經易堵塞穴位：陰包經、太衝穴

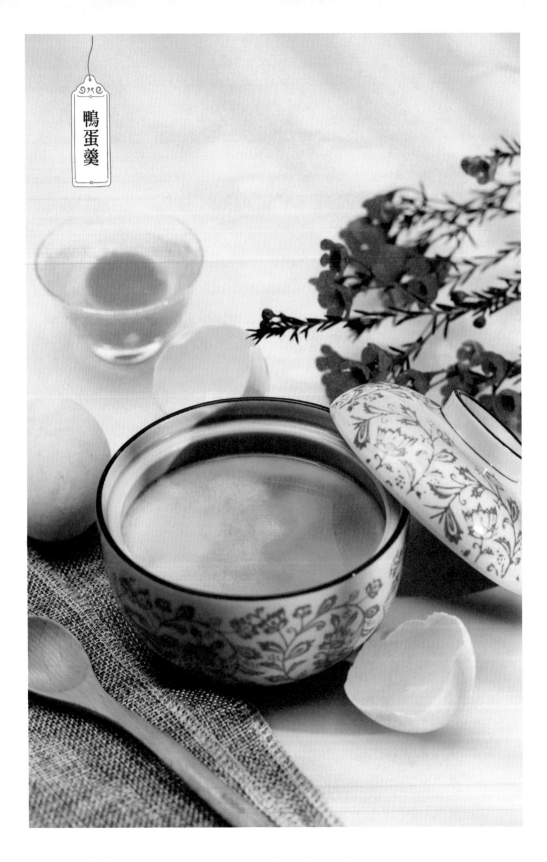

鴨蛋羹

▼ 按摩方法：

1. 清補脾：用大拇指指腹，沿著孩子大拇指外側從指根到指尖來回地快速輕推。每次推10分鐘左右。

2. 平肝清肺：用大拇指或食指，沿著孩子的食指和無名指從指根推到指尖，動作要又輕又快。每次推10分鐘左右。

4. 在探查到的痛點處，用大拇指指腹給孩子按揉1分鐘左右，每天按揉2~3次，連續按揉幾天，痛感減輕、消失後停止。疏通陰包穴一般會有僵緊的感覺，往往我會先用手掌根給孩子在陰包穴揉一揉，揉的時候如果他覺得疼了或癢了，我就用拳頭的側面或者手掌根輕輕地給他在這個位置拍一拍，振盪一下。

2. 孩子半夜腹瀉的食療：鴨蛋羹

《圓運動的古中醫學》中說：「小兒半夜大便，最洩元氣。此陰液不足，不能滋養肝木，半夜陽動，木氣疏泄。宜鴨蛋調勻蒸熟拌飯自癒。鴨蛋養陰，諸藥不及而無大弊，多調尤佳。」

現在的家長經常會給孩子蒸雞蛋羹吃，如果孩子半夜腹瀉，您可以經常給他蒸個鴨蛋羹吃。鴨蛋有很好的養陰作用，又沒有副作用，是養陰補氣的佳品。

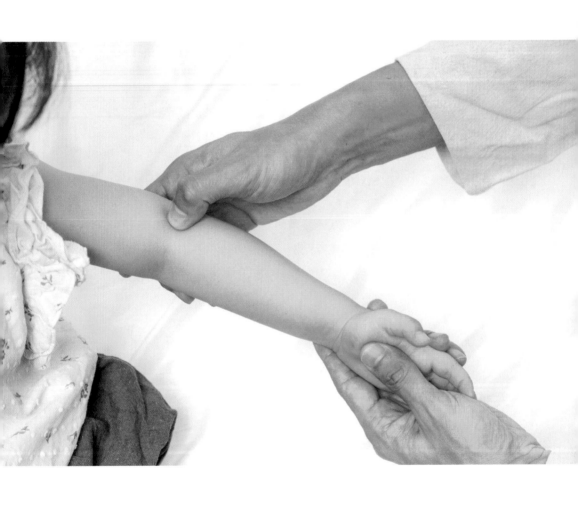

第十一章

孩子積食、便祕時的經絡調理和食療

◎ 孩子積食的特效經絡調理和食療

◎ 孩子便祕的特效經絡調理

孩子積食的
特效經絡調理和食療

1. 孩子積食的症狀

　　積食幾乎是每個孩子在成長過程中都會遇到的一種狀況。孩子積食主要是由於家長餵養不當傷了孩子的脾胃引起的。

　　積食的第一個辨證要點是孩子口中有酸腐味，然後是舌苔厚膩，甚至舌苔像豆腐渣一樣形成一個像硬幣的圓圈附著在舌頭上。另外，積食還容易導致脾虛，進而引發風寒、腹瀉、便祕等疾病。

2. 孩子積食的特效經絡調理

　　在小兒推拿方案中，調理孩子積食要清補脾。您最好每天能抽出幾分鐘給孩子推一推大拇指外側來清補脾，這對調養孩子的脾胃很有幫助。

　　另外，還要每天堅持給孩子捏脊五遍，晚上睡前捏最好。給孩子捏脊的過程就是給孩子的十二臟器一個助力，長期堅持對調養孩子的脾胃有很大的幫助。

　　孩子積食了，說明脾胃出了問題，從經絡方面需要疏通脾經和胃經的易堵塞穴位。

　　您還可以每天給孩子點揉一下中脘穴。中脘穴在胃的上面，它能夠促進胃腸蠕動，比如孩子食慾不振，積食了不想吃東西，

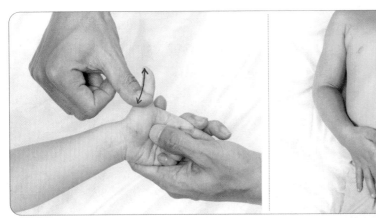

清補脾　　　　　　　　　　　　　　點揉中脘穴

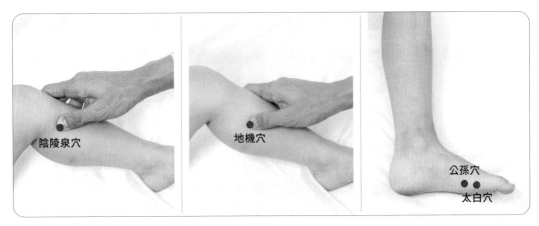

脾經易堵塞穴位：陰陵泉穴、地機穴、太白穴、公孫穴

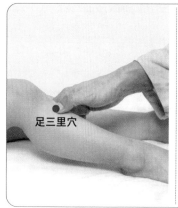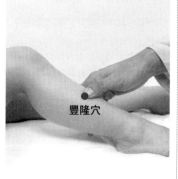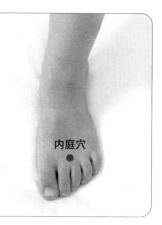

胃經易堵塞穴位：足三里穴、豐隆穴、內庭穴

點揉中脘穴之後，他的胃就會鬆弛一些，積食就會往下走，孩子慢慢地就會有食慾了。這些功夫都在平時。

▼ 按摩方法：

1. 清補脾：用大拇指指腹，沿著孩子大拇指外側從指根到指尖來回地快速輕推。每次推10分鐘左右。

2. 點揉中脘穴：用大拇指或食指指腹放在孩子的中脘穴上輕輕地按揉。每次按揉1~2分鐘。

4. 在探查到的痛點處，用大拇指指腹給孩子按揉1分鐘左右，每天按揉2~3次。連續按揉幾天後，痛感減輕、消失後停止。

5. 捏脊：讓孩子趴在床上，您就可以快速地從他的尾骨下方開始，大拇指在後面、食指在前面捏住孩子脊柱兩側的皮膚向前推，**搓**這個皮，一直捏到肩頸部。每次捏5遍左右。

3. 給孩子消食化積的食療：山楂神曲麥芽飲

孩子積食了，可以給他煮一些山楂神曲麥芽飲來喝，能起到消食化積的作用。

山楂神曲麥芽飲

配方 焦麥芽、焦山楂、焦神曲、雞內金各6克，冰糖適量。

作法
1. 將上述藥材放入鍋中，加入兩碗清水煎煮，大火煮開後，小火煎煮成15分鐘即可。
2. 稍微晾涼後，給孩子當水喝就可以了。

叮嚀 山楂、神曲、麥芽都有消食化積的作用，尤其雞內金的化食作用更強，而化積之品容易破氣，會損孩子體內的氣，所以不可以長期喝。您觀察孩子的舌苔，在舌苔厚現象消失兩三天后，這個代茶飲就可以停喝了。

孩子便祕的
特效經絡調理

1. 探查和疏通孩子大腸經、肺經、脾經、胃經易堵塞穴位

　　便祕也是孩子經常遇到的問題。作為小孩來說，三四天不大便會很痛苦，家長也頭疼。在這兒我就不辨證了，直接給出大家調理孩子便祕的經絡方案。

　　不管是脾胃內傷導致的便祕，還是體內有熱導致的便祕，有的孩子的大便像羊糞蛋一樣，一個球、一個球的。這些都不用過多考慮，那您需要給孩子調哪些臟器呢？首先大腸肯定和孩子便祕有關係，脾、胃和孩子便祕也有一定的關係。然而您可能想不到，肺出了問題也可能會導致孩子便祕。

　　因為肺和大腸是表裡關係，而且肺有一個作用，就是肺主肅降，我們體內降的力量是由肺來主導的。在前面第二章講探查、疏通肺經易堵塞穴位的時候，我特別舉了一個案例，就是有一個醫生家的小女兒便祕好幾天了，在他給女兒揉了肺經的孔最穴之後，孩子第二天就大便了。這種情況就是孩子肺部降的力量不夠了，導致身體排便沒有力量，就不去排，兩三天之後大便集聚會變得特別乾，就導致了便祕。

所以，在孩子便祕的時候，您首先給他探查大腸經、肺經和脾經、胃經上的易堵塞穴位，孩子哪個點疼，您就給他揉一揉，疏通一下，內部臟腑功能一恢復，大便也就通了。

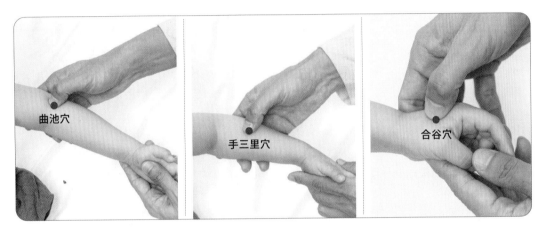

大腸經易堵塞穴位：曲池穴、手三里穴、合谷穴

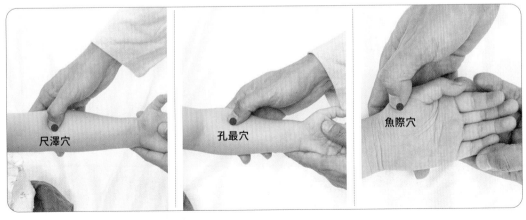

肺經易堵塞穴位：尺澤穴、孔最穴、魚際穴

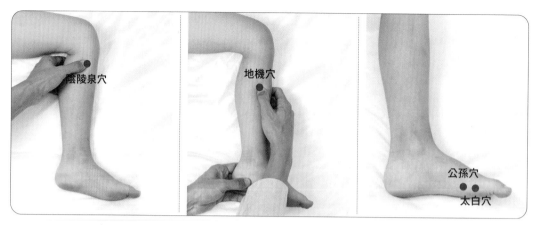

脾經易堵塞穴位：陰陵泉穴、地機穴、太白穴、公孫穴

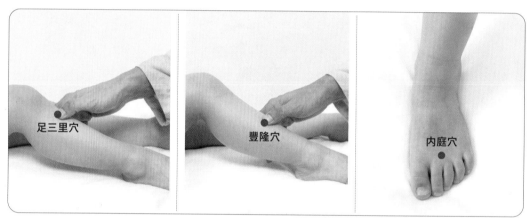

胃經易堵塞穴位：足三里穴、豐隆穴、內庭穴

▼ 按摩方法：

在探查到的痛點處，用大拇指指腹給孩子按揉1分鐘左右，每天按揉2~3次，連續按揉幾天，痛感減輕、消失後停止。在按揉合谷穴、魚際穴，一定不要揉那塊肉，要揉在肉和骨頭之間的縫上。疏通內庭穴的時候可以用食指和拇指給孩子輕輕地掐一掐，刺激一下。

2.調理孩子便祕的急救法——點揉天樞穴、大橫穴

如果孩子的肚子脹得不行，又哭又鬧地排不出大便來，有一個救急的辦法，就是您給他點揉天樞穴和大橫穴，效果幾乎是立竿見影。

給孩子點揉天樞穴和大橫穴的時候一定是先從右側開始，因為我們體內的升結腸位於腹部右側上行大約二十厘米，然後左轉成橫結腸大概四十五厘米，然後下行成降結腸位於腹部左側，這是結腸在腹部的行走線路。

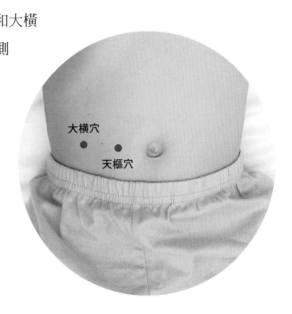

▼ 按摩方法：

用食指或中指指腹按揉孩子的天樞穴和大橫穴，一般是先按揉肚臍右側的穴位，再按揉左側的。每側按揉1分鐘左右就可以了。

3. 每天睡前給孩子摩腹，讓孩子每天都排出香蕉便

要想孩子每天都排出香蕉便，功夫在平時，您不能等到孩子三天不大便了再去給他按揉天樞穴、大橫穴。具體而言，就是您每天睡前堅持給孩子摩腹，摩腹的力度要極輕，速度要極慢，越溫柔越好，其實就是給腹部裡面的臟腑一個助力，堅持幾天之後，孩子的大便就正常了。

摩腹

您把手掌放在孩子的小肚皮上，手掌要跟孩子腹部的皮膚輕觸著，然後以肚臍為中心點，向上到胸骨劍突，向下可以到恥骨聯合處，順時針旋轉36圈，逆時針旋轉36圈。這個動作有一個要求，就是力度要極輕，速度要極慢。

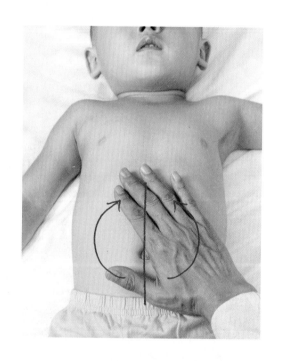

第十二章

◆

兒童常見疾病的特效經絡調理和食療

. . . .

孩子厭食的
特效經絡調理和食療

　　現在的孩子或多或少都有過厭食、不想吃飯的情況。如果孩子偶爾不想吃飯，餓一頓沒什麼問題，但現在很多孩子是經常性沒有食慾、不想吃飯，這您就要注意了。孩子長期吃得少，會導致營養不良，甚至貧血、佝僂病、免疫力低下等問題，對孩子的生長發育和智力發展都會有不好的影響。

1. 脾胃虛弱是孩子厭食的根本原因

　　導致孩子厭食、長期沒有食慾的根本原因是脾胃虛弱。因為孩子的胃腸功能低下而引起的食慾不振，即使您強迫孩子吃了，也不能很好地轉化吸收為身體所需的能量，反而會形成惡性循環，堵在胃裡，讓孩子的氣血越來越虛弱，身體越來越差。

　　造成孩子脾胃虛弱的原因主要有三方面：

　　一是先天稟賦不足：這與母親在懷孕期間身體虛弱、腎氣不足，或者飲食過於生冷、營養不良、情緒焦慮有關。

　　二是後天餵養不當：比如給孩子副食品添加得過早、過多，讓孩子吃了太多大魚大肉等肥甘厚味的食物，還有經常讓孩子吃冰淇淋、冷飲等偏涼性的食物⋯⋯這些都會損傷脾胃的消化能力。時間久了，孩子就會出現腹痛、腹脹、大便乾結或腹瀉、臉部晦暗沒有光澤、口中有異味等症狀。

　　三是濫用抗生素：很多家長看到孩子生病，會急於給孩子用一些抗生素類的藥物，讓病趕快好起來。然而抗生素是寒涼藥，如果不辨體內寒熱而隨意使用（經常是靜脈輸液的給藥途徑），會損傷孩子的脾胃。

2. 孩子厭食的特效經絡調理

　　既然孩子厭食是由脾胃虛弱引起的，想讓孩子愛上吃飯，首先要把脾胃調理好。調理脾胃首先要疏通脾經和胃經上的易堵塞穴位，來恢復脾胃功能；按照五行的相生相剋關係，脾胃屬土，火生土，木剋土，中醫認為心包屬火，肝屬木，所以還要疏通心包經和肝經上的易堵塞穴位，來輔助調理脾胃功能。

　　在手穴方面，平肝清肺可以恢復肝肺的升降機制，讓脾胃之氣運轉起來；孩子長期厭食會導致營養不良，時間久了腎氣不足會影響發育，這時候可以通過揉二馬來補元氣。

　　另外，每天睡前堅持給孩子捏脊和摩腹，對調養孩子的脾胃有很大的幫助。

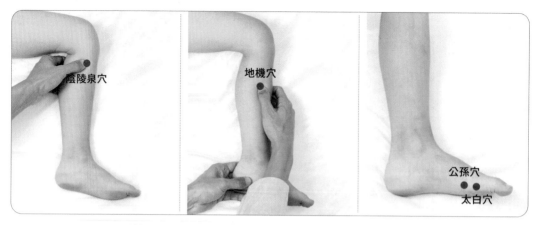

脾經易堵塞穴位：陰陵泉穴、地機穴、太白穴、公孫穴

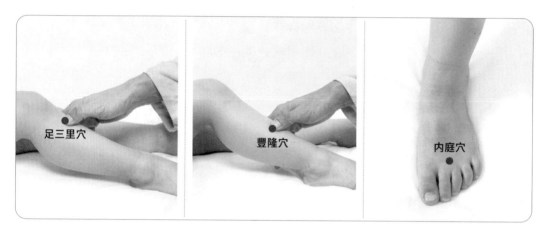

胃經易堵塞穴位：足三里穴、豐隆穴、內庭穴

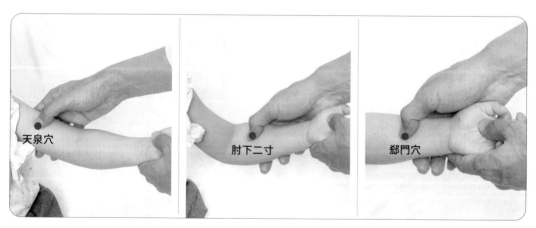

心包經易堵塞穴位：天泉穴、肘下二寸、郄門穴

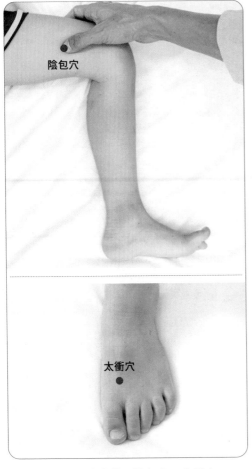

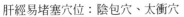
肝經易堵塞穴位：陰包穴、太衝穴

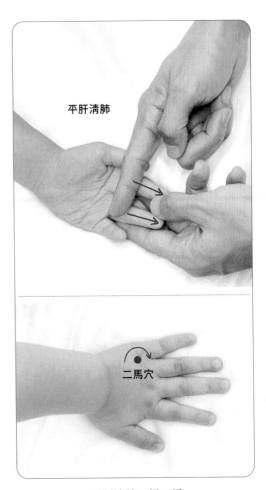
平肝清肺、揉二馬

▼ 按摩方法：

1. 在探查到的痛點處，用大拇指指腹給孩子按揉1分鐘左右，每天按揉2~3次。

2. 平肝清肺：用大拇指或食指，沿著孩子的食指和無名指從指根推到指尖，動作要又輕又快。每次推10分鐘左右。

3. 揉二馬：用大拇指指腹按住二馬穴打圈按揉，每次按揉1~2分鐘。

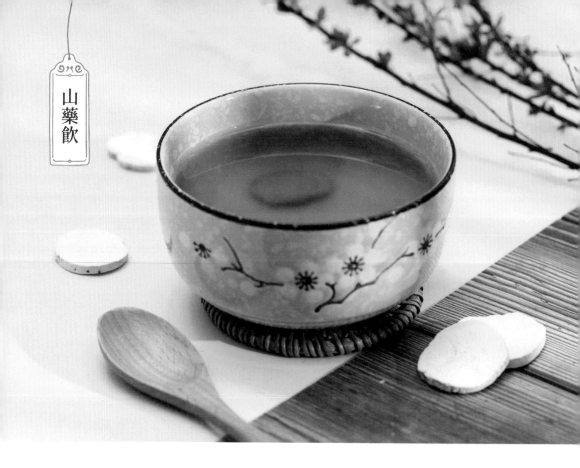

山藥飲

3. 調理孩子厭食的食療：山藥飲

山藥飲

配方　懷山藥10克。

作法
1. 將懷山藥放入鍋中，加入一碗清水，大火煮開後，轉小火煎煮15分鐘即可。

2. 稍微晾涼後，給孩子喝就可以了。每次喝50毫升左右，每日三次。

孩子口臭的
特效經絡調理和食療

　　孩子口臭是胃中有積食的一種表現，呼出的氣是一股酸腐味，舌頭上有像豆腐渣一樣的舌苔分佈在中間。中醫認為食物進入體內之後，胃主腐熟，脾主運化。孩子有口臭，說明他的胃功能下降、運轉不暢，這時候如果遇到風寒侵襲更容易風寒發燒。而脾胃受損還會影響體內營養的轉化和吸收，長此以往，會影響孩子的生長發育。

1. 胃功能運轉不暢是孩子口臭的根本原因

　　導致孩子口臭的根本原因在於他的胃功能受損、運轉不暢，生活中常見原因有三個：

　　一是脾胃功能先天虛弱：孩子這種先天稟賦不足的情況在當今社會比較少見，如果是這種情況可以請當地中醫慢慢調養。

　　二是後天餵養過度：超出孩子消化系統的負荷，損傷了脾胃。這種情況比較常見，家長總是擔心孩子營養不夠，就讓孩子多飲、多食，反而損傷了脾胃。

　　三是偶爾暴飲暴食使孩子脾胃功能一時受損：比如，節日家庭聚會，親友長輩們輪流餵孩子吃一些肥甘厚味的食物，導致孩子嬌弱的脾胃功能受損，食物在胃中難以被全部消化掉，而引發一時性的口氣。。

2. 孩子口臭的特效經絡調理

　　孩子口臭，主要需要調理孩子的脾胃，給他按揉和疏通脾經、胃經上的易堵塞穴位，來恢復脾胃功能。而心包屬火，火生土，因此心包經的易堵塞穴位也要探查、疏通。

　　給孩子調理口臭，還可以在肘窩刮痧或吮痧。

　　在手穴方面，揉板門、清補脾是健脾和胃的常用方法，平肝清肺的作用是促進體內的氣機升降，進而促進脾胃的運轉。

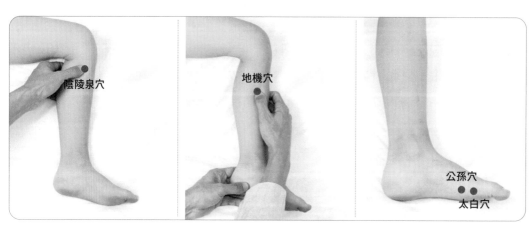

脾經易堵塞穴位：陰陵泉穴、地機穴、公孫穴、太白穴

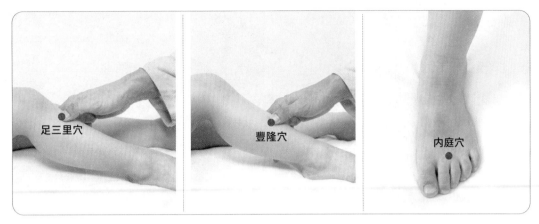

胃經易堵塞穴位：足三里穴、豐隆穴、內庭穴

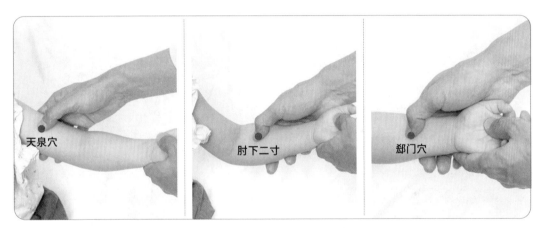

心包經易堵塞穴位：天泉穴、肘下二寸、郄門穴

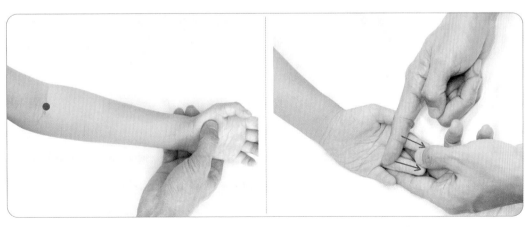

肘窩刮痧或吮痧　　　　　　　　　　平肝清肺

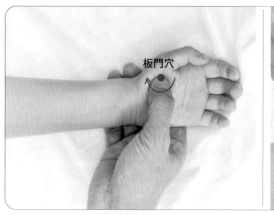
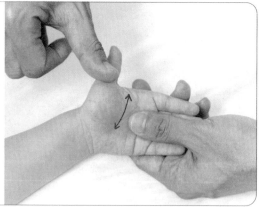

揉板門 　　　　　　　　　　　　　清補脾

▼ 按摩方法：

1. 在探查到的痛點處，用大拇指指腹給孩子按揉1分鐘左右，每天按揉2~3次，連續按揉幾天後，痛感減輕、消失後停止。

2. 肘窩刮痧或吮痧：在孩子的肘窩處擦好刮痧油，用刮痧板輕輕刮拭1分鐘左右，出痧為止；或者家長把嘴固定在孩子的肘窩處吮痧，出痧為止。

3. 揉板門：用大拇指指腹按住孩子板門穴處的筋頭狀物，慢慢地，輕輕地揉一揉。每次揉1~2分鐘。

4. 平肝清肺：用大拇指或食指，沿著孩子的食指和無名指從指根推到指尖，動作要又輕又快。每次推10分鐘左右。

5. 清補脾：用大拇指指腹，沿著孩子大拇指外側從指根到指尖來回地快速輕推。每次推10分鐘左右。

孩子嘔吐的
特效經絡調理和食療

1. 孩子嘔吐，多是餵養不當導致的

孩子吃多了或者肚子受涼了，經常會嘔吐。常見的孩子嘔吐，多是餵養不當導致的，比如吃得過多超出了脾胃的負荷，或者是吃的食物過於寒涼；還有一種情況是，天氣突然變冷而沒有及時給孩子添加衣物，導致脾胃受涼，也會引起嘔吐。

遇到上面的情況，身體本能的會通過嘔吐的方式將廢物排出體外，所以不用過於擔心，但要時刻關注孩子，避免嘔吐物吸入氣管，引發窒息。

如果孩子是頻繁嘔吐、噴射狀嘔吐，或者伴有腹瀉、腹痛等其他症狀，家長要予以重視，這可能是身體其他器官出現了問題，需要馬上就醫。

2. 孩子嘔吐的特效經絡調理

孩子出現嘔吐的情況，可以給他疏通胃經、大腸經上的易堵

塞穴位，來幫助腸胃恢復消化功能，促進胃腸蠕動。中醫認爲肘
窩對應的是胃，在肘窩吮痧有降逆和胃的作用，能促進身體氣機
下降，之後噁心反胃的感覺就會減輕。

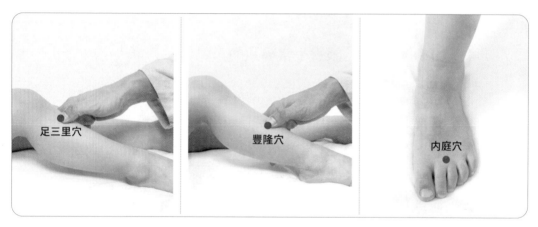

胃經易堵塞穴位：足三里穴、豐隆穴、內庭穴

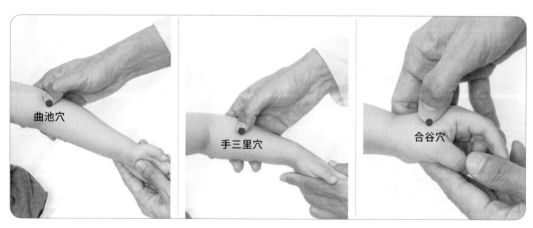

大腸經易堵塞穴位：曲池穴、手三里穴、合谷穴

▼ 按摩方法：

在探查到的痛點處，用大拇指指腹給孩子按揉1分鐘左右，每天按揉2~3次，連續按揉幾天後，痛感減輕、消失後停止。疏通內庭穴的時候可以用食指和拇指給孩子輕輕地掐一掐，刺激一下。

3. 嘔吐伴有腹瀉，給孩子喝炒米水來調理

如果孩子是偶爾吃多了，一時性的嘔吐，那麼平時適量餵養，給孩子吃清淡一些，避免暴飲暴食就可以了。如果孩子嘔吐並伴有腹瀉，可以給他用炒米水代替水喝來調理脾胃。

炒米水

配方　米50克。

作法
1. 將米放入鍋中，炒至微焦。
2. 加入清水大火燒開後，轉小火煮15分鐘左右即可。在孩子口渴時代水喝。

叮嚀　如果孩子頻繁嘔吐，需要立即就醫。

孩子腹脹的
特效經絡調理

1. 吃得過多、飲食寒涼，都會引起孩子腹脹

孩子有時候會肚子疼，小肚子脹脹的，這多半是腸胃消化出了問題，還伴有食慾不佳、哭鬧等情況。究其原因，這是孩子飲食過飽導致了消化不良，或者飲食寒涼，水果、牛奶、酸奶等寒涼食物吃得過多，或者天氣寒冷導致脾胃受寒引起的。

有些家長總擔心孩子吃不好、吃不飽，明明孩子已經吃飽了，還追著餵，這都增加了腸胃消化的負擔。久而久之，胃腸功能下降，吃進去的食物消化不及時就會出現腹痛、腹脹。

中醫在飲食方面不主張過多食用生冷黏滑的食物，然而現在到處都是水果、牛奶、酸奶等寒涼食物，甚至孩子很小就給他吃雪糕、喝冷飲。孩子脾胃嬌嫩，這些食物會使他的胃腸蠕動能力下降，容易引起消化不良而腹脹。水果、牛奶、酸奶等都屬於寒涼食物，平時可以讓孩子適當吃一些，但一定不能過度。

另外，在天氣寒冷時要注意給孩子的腹部保暖，避免脾胃受寒。

2. 孩子腹脹的特效經絡調理

　　因爲是脾胃、腸道問題引起的腹脹，所以調理孩子腹脹要疏通脾經、胃經、大腸經上的易堵塞穴位，給孩子在肘窩處吮痧，手穴方面可以給孩子揉板門和清補脾。

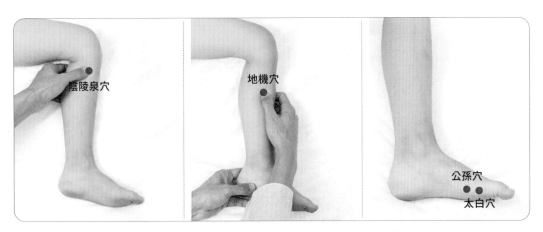

脾經易堵塞穴位：陰陵泉穴、地機穴、公孫穴、太白穴

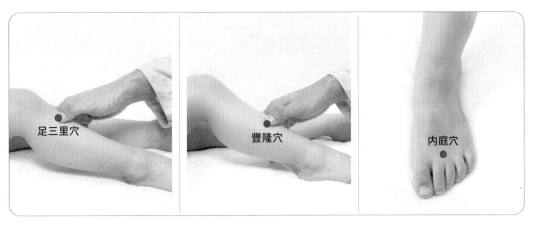

胃經易堵塞穴位：足三里穴、豐隆穴、內庭穴

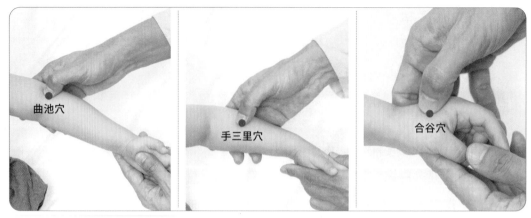

大腸經易堵塞穴位：曲池穴、手三里穴、合谷穴

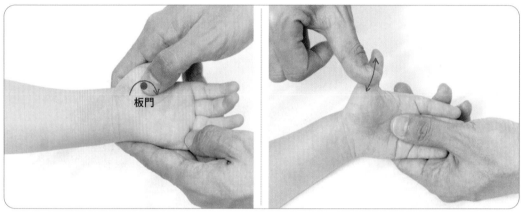

揉板門　　　　　　　　　　　　清補脾

▼ 按摩方法：

1. 在探查到的痛點處，用大拇指指腹給孩子按揉1分鐘左右，每天按揉2~3次。連續按揉幾天後，痛感減輕、消失後停止。

3. 揉板門：用大拇指指腹按住孩子板門穴處的筋頭狀物，慢慢地、輕輕地揉一揉。每次揉1~2 分鐘。

5. 清補脾：用大拇指指腹，沿著孩子大拇指外側從指根到指尖來回地快速輕推。每次推10分鐘左右。

3. 受寒引起的腹脹，用粗鹽炒熱裝袋敷肚臍

如果孩子因為受寒引起了腹脹，可以把粗鹽炒熱裝到布袋中熱敷肚臍來調治。可以反覆多次，同時注意布袋的溫度，以免燙傷孩子。

粗鹽熱敷肚臍

配方　粗鹽適量。

作法
1. 將粗鹽炒熱，裝入一個小布袋中。
2. 將裝有炒熱後粗鹽的小布袋放到孩子的肚臍上熱敷半小時（注意不要太燙，以免傷到孩子的皮膚），讓熱氣緩緩地滲透到肚臍中。
3. 半小時後再次把布袋中的鹽加熱，放到孩子肚臍上熱敷。

叮嚀　如果孩子持續腹痛、腹脹得不到緩解，需要及時就醫。

孩子哮喘、慢性支氣管炎的
特效經絡調理和保養

1. 孩子哮喘、慢性支氣管炎的症狀表現

　　哮喘是一種嚴重危害兒童身體健康的常見呼吸道疾病。孩子哮喘常表現為反覆發作的咳嗽、喘鳴和呼吸困難，嚴重影響孩子的學習、生活，甚至生長發育。不少患哮喘的孩子由於治療不及時或治療不當，使肺功能受損，最終發展為成人哮喘而遷延不癒。嚴重的哮喘發作，如果沒有得到及時有效的治療，甚至有致命危險。

　　孩子得了慢性支氣管炎，常表現為頻繁咳嗽、咳痰、胸痛等。剛開始的時候孩子可能會頻繁乾咳，慢慢地支氣管出現分泌物，會咳出痰來，甚至是濃痰。當支氣管的炎症程度比較重，或者發生支氣管痙攣時，孩子在呼氣時會有喘憋的情況；持續的咳嗽還會導致孩子胸痛等症狀表現。

　　中醫認為肺主皮毛，肺為嬌臟，比較嬌嫩，最容易受到外邪的侵襲，不論寒邪、熱邪，都很容易傷肺。如果肺部受到損傷治療不及時或者治療不徹底，留有隱患，很容易形成慢性氣管炎，遇到一些外界誘因（受寒、飲食厚味、空氣污染等）就會發作。

2. 孩子哮喘、慢性支氣管炎的特效經絡調理

　　孩子哮喘、慢性支氣管炎都是呼吸系統出了問題，所以要疏通肺經上的易堵塞穴位來強化肺的功能。中醫認爲肺與大腸是表裡關係，疏通大腸經有間接調理肺的作用，如果大便通暢，還能避免火氣犯肺，所以還要疏通大腸經上的易堵塞穴位。

　　脾爲氣血生化之源，而肺經起於中焦脾，脾生化的氣血會滋養肺，所以還需要疏通脾經上的易堵塞穴位。久咳傷腎，腎經的循行線路也經過肺，疏通腎經上的易堵塞穴位，固腎氣的同時還可以給肺提供能量，保持氣道通暢，所以調治孩子的哮喘、慢性支氣管炎，還需要疏通腎經上的易堵塞穴位。

　　手穴方面可以給孩子平肝清肺和揉二馬，來間接地調養肺臟。

　　另外，每週給孩子做一次頸背部脊柱和兩側膀胱經吮痧，可以及時清理孩子肌表的外邪，預防風寒發燒，防止哮喘、氣管炎發作。

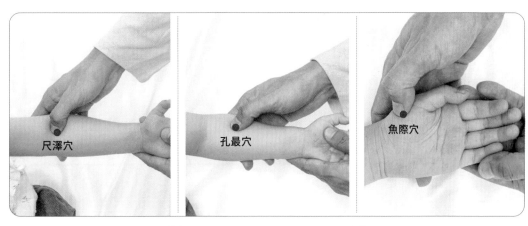

肺經易堵塞穴位：尺澤穴、孔最穴、魚際穴

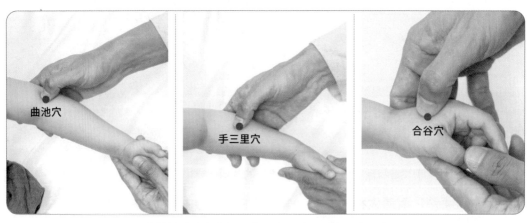

大腸經易堵塞穴位：曲池穴、手三里穴、合谷穴

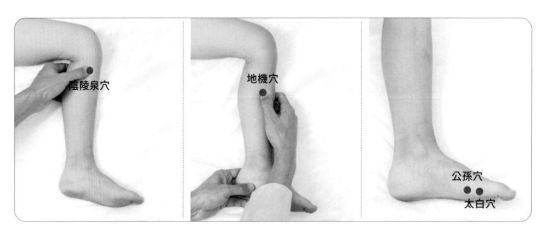

脾經易堵塞穴位：陰陵泉穴、地機穴、公孫穴、太白穴

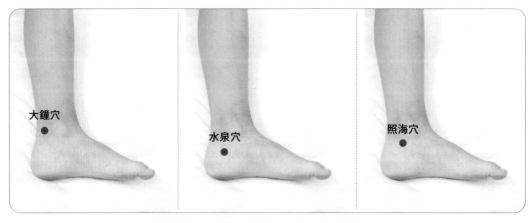

腎經易堵塞穴位：大鐘穴、水泉穴、照海穴

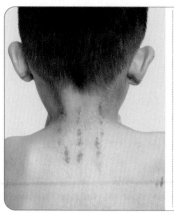
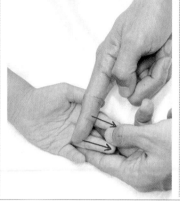
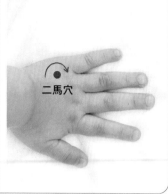

二馬穴

吮痧　　　　　　　　平肝清肺　　　　　　　揉二馬

▼ 按摩方法：

1. 在探查到的痛點處，用大拇指指腹給孩子按揉1分鐘左右，每天按揉2~3次。按揉魚際穴、合谷穴的時候，要揉那裡的骨頭縫，而不是那塊肌肉。

2. 揉二馬：用大拇指指腹按住二馬穴打圈按揉，每次按揉1~2分鐘。

3. 平肝清肺：用大拇指或食指，沿著孩子的食指和無名指從指根推到指尖，動作要又輕又快。每次推10分鐘左右。

4. 吮痧：讓孩子以舒服的姿勢坐著或趴著，家長沿督脈和兩側膀胱經從髮際吮吸至肩背部，直至不能吮吸出痧為止。

3.日常保養遠離寒涼飲食、注意保暖

　　對於有哮喘、慢性支氣管炎的孩子，在日常保養中飲食起居要遠離寒涼。《難經·四十九難》中說「形寒飲冷則傷肺」，不論是外在受寒還是飲食生冷，都會對孩子嬌嫩的肺產生影響。而有些家長經常給孩子吃一些寒涼的水果、酸奶，甚至冰淇淋等冷飲，很容易誘發哮喘、慢性支氣管炎。如果您的孩子有哮喘、慢性支氣管炎，您一定要幫孩子守住這一關，堅持半年不給孩子吃寒涼的東西，不讓孩子受寒，給身體自我調節的機會，這些病的發作頻率就會大幅下降。

　　一定要記住切勿濫用抗生素。因為抗生素是寒涼的，孩子風寒發燒時一定要請專業醫生診療，不要自作主張，亂用抗生素，以免雪上加霜。另外，對於過敏性哮喘，在自我調理的同時，要遠離過敏原。

孩子鼻炎的
特效經絡調理

1. 孩子鼻炎，多是由受寒引起的

　　孩子鼻炎主要發病在早晨起床、季節轉換或者突然變換了環境的時間段內，多表現為鼻塞、流涕、鼻癢、打噴嚏。

　　孩子偶爾打噴嚏可能是外界異物或者寒邪一時侵入了體表的反應，但如果是持續打噴嚏則說明身體裡面累積的異物有些多了。

　　為什麼孩子早晨起床後往往會噴嚏連連？這是因為休息了一夜，養精蓄銳後身體正氣充足，開始主動驅趕體內的邪氣。為什麼春季鼻炎容易發作？這是因為冬天的主旋律是潛藏，陽氣收斂，而春回大地後，人體內的陽氣增強，開始驅除體內邪氣。有些人的鼻炎容易在秋季發作，這是身體在收斂閉藏前主動清理夏季積攢的邪氣。

　　這個邪氣是什麼呢？如果孩子流出來的是清稀的鼻水，舌頭不紅，舌苔不黃，那這個邪氣就是體內積累的寒氣。

　　現在孩子得鼻炎的年齡越來越小，這與現代的生活方式有很大關係，不良的生活習慣使孩子體內積聚了大量的寒氣。如果孩子被確診為寒性鼻炎，您要從以下幾個方面進行反思：

　　第一，飲食寒涼：冰鎮飲料、雪糕、冰淇淋成為孩子常吃的食品；水果的作用被過度放大，導致家長認為給孩子多吃水果總是沒有壞處的，然而水果多為寒性，孩子吃了過多的水果，最終導致寒邪進入體內。

　　第二，外在受寒：在夏天，空調吹出的冷氣在空中盤踞，孩子在戶外玩耍後，如果滿身大汗進入室內，寒氣就會循著張開的毛孔侵襲肌表，這時候正氣充足的小朋友可能會用咳嗽、發燒這些本能反應來驅除寒氣；如果寒邪沒有被完全驅除出去，寒氣就會在體內逐漸蓄積。所以在夏天，一定要避免孩子在毛孔張開的時候吹冷風。

　　第三，濫用抗生素：抗生素性寒涼，對治療身體熱性表現的一些病症（舌紅、苔黃、便祕）效果明顯。當孩子體內有寒邪的時候可能也會有發燒的表現，但這時用抗生素就會適得其反。

2. 孩子鼻炎的特效經絡調理

　　調治鼻炎，要先調理與鼻子有關的經絡——「肺開竅於鼻」，大腸經止於鼻旁，所以要疏通肺經、大腸經上的易堵塞穴位；同時，疏通膀胱經上的易堵塞穴位，可以促使外感寒邪排出；粗鹽炒熱敷肚臍可以清理中焦脾胃裡的寒氣。在手穴方面，可以給孩子清補脾、平肝清肺、揉二馬來健脾養肺，驅散體內的寒邪。

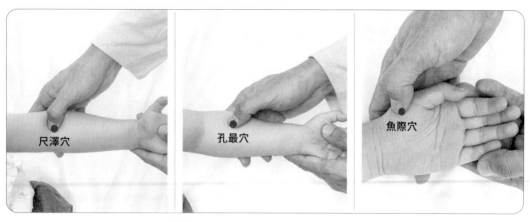

肺經易堵塞穴位：尺澤穴、孔最穴、魚際穴

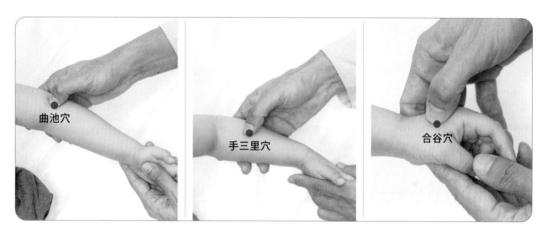

大腸經易堵塞穴位：曲池穴、手三里穴、合谷穴

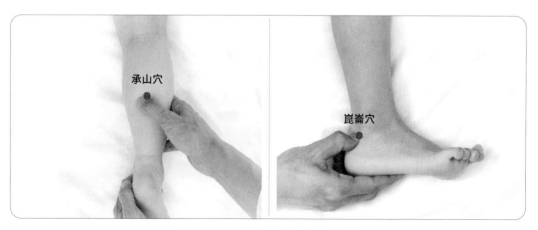

膀胱經易堵塞穴位：承山穴、崑崙穴

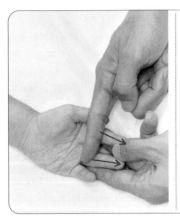

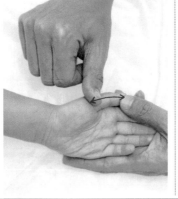

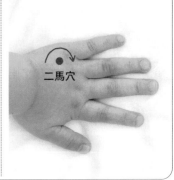

二馬穴

| 平肝清肺 | 清補脾 | 揉二馬 |

▼ 按摩方法：

1. 在探查到的痛點處，用大拇指指腹給孩子按揉1分鐘左右，每天按揉2~3次。按揉魚際穴、合谷穴的時候，要揉那裡的骨頭縫，而不是那塊肌肉。

2. 清補脾：用大拇指指腹，沿著孩子大拇指外側從指根到指尖來回地快速輕推。每次推10分鐘左右。

3. 平肝清肺：用大拇指或食指，沿著孩子的食指和無名指從指根推到指尖，動作要又輕又快。每次推10分鐘左右。

4. 揉二馬：用大拇指指腹按住二馬穴打圈按揉，每次按揉1~2分鐘。

孩子扁桃腺發炎的
特效經絡調理

1. 預防扁桃腺發炎，首先要防止風寒

　　扁桃腺可以說是呼吸道的門戶，尤其在孩子小時候，它是個活躍的免疫器官，能抑制和消滅從孩子口鼻進入體內的細菌和病毒，對身體形成保護。

　　孩子得了急性扁桃腺炎，往往會出現下面這些症狀：發燒、咳嗽、咽喉腫痛、嚴重時高燒不退、吞嚥困難。預防扁桃腺發炎，首先要防止風寒，孩子一旦風寒發燒了要及時治療。

2. 孩子扁桃腺發炎的特效經絡調理

　　孩子扁桃腺發炎，多是由外感引起的，寒邪入裡，扁桃腺會出現紅腫熱痛的症狀。給孩子調治扁桃腺發炎，首先要疏通肺經和膀胱經上的易堵塞穴位，來驅除進入體表的寒邪；同時還要疏通腎經上的易堵塞穴位，提升孩子體內的正氣，另外腎經經過咽喉，按揉腎經上的易堵塞穴位時，咽部痛感會減輕。

　　孩子扁桃腺發炎時，還可以給他在大椎穴吮痧。因為大椎穴的位置正對著前面的咽喉，這時候給孩子吮痧可以緩解扁桃腺疼痛、腫脹。吮痧時，吮的面積可以大一點，大椎穴上、下的位置都要吮吸。

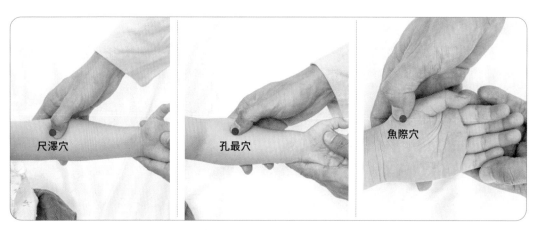

肺經易堵塞穴位：尺澤穴、孔最穴、魚際穴

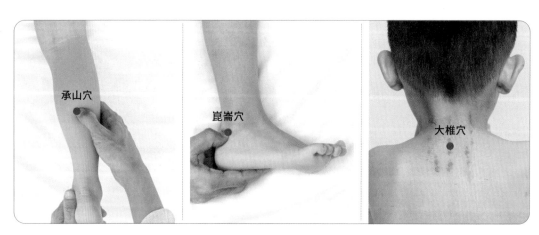

膀胱經易堵塞穴位：承山穴、崑崙穴　　　　　　大椎穴吮痧

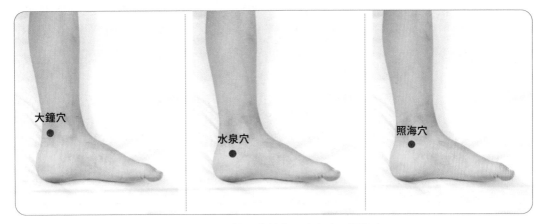

腎經易堵塞穴位：大鐘穴、水泉穴、照海穴

▼ 按摩方法：

1. 在探查到的痛點處，用大拇指指腹給孩子按揉 1 分鐘左右，每天按揉 2~3 次，連續按揉 3 天左右，痛感減輕、消失後停止。

2. 大椎穴吮痧：在孩子的大椎穴及周圍吮吸，直到出痧為止。

　　最後要告訴各位家長，如果您的孩子扁桃腺發炎了，不到萬不得已，一定不要給他摘除扁桃腺。孩子扁桃腺發炎的時候很痛苦，所以您平時要給他做好預防，讓他盡量少風寒，孩子不風寒，扁桃腺一般就不會發炎。您可以每週給孩子在頸背部脊柱和兩側膀胱經吮痧，來預防外感風寒。

孩子長得瘦小的
特效經絡調理

　　現在很多家長都為孩子長得瘦小而焦慮，總擔心孩子長不高。其實孩子瘦小，要分情況來看。如果父母本身都是比較瘦小的，那您不用焦慮，因為這是遺傳導致的，先天如此，一般不會是孩子的身體出了什麼問題。您只要平時讓孩子正常吃飯，再加上適當的經絡穴位推拿按摩和運動，讓孩子在遺傳的基礎上能盡量高大強壯一些就可以了。如果父母的身高、體重正常，孩子與同齡小朋友相比明顯瘦弱、矮小，就需要帶孩子去醫院進行檢查診治了。

1. 增強孩子體質的特效經絡調理

　　中醫認為脾胃為後天之本，孩子長得慢、身形瘦小，要從調理脾胃入手。調理脾胃，首先要按揉和疏通脾經、胃經上的易堵塞穴位；同時肝氣不舒，也會影響脾胃的消化和吸收，身體瘦弱的孩子往往肝強脾弱，因此，還要疏通肝經上的易堵塞穴位。

另外，每天睡前給孩子捏脊3～5遍，不僅能健脾，還能給十二臟腑一個助力，讓十二臟腑都能更好地運轉。

每天給孩子輕擦湧泉穴，也能調動他體內的元氣，促進生長。

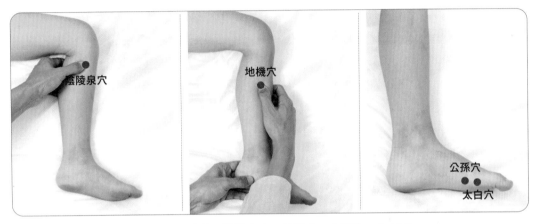

脾經易堵塞穴位：陰陵泉穴、地機穴、公孫穴、太白穴

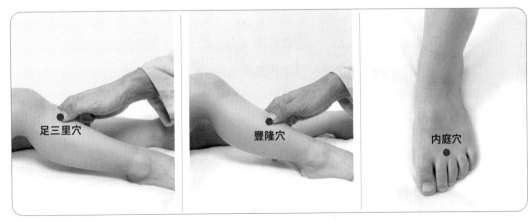

胃經易堵塞穴位：足三里穴、豐隆穴、內庭穴

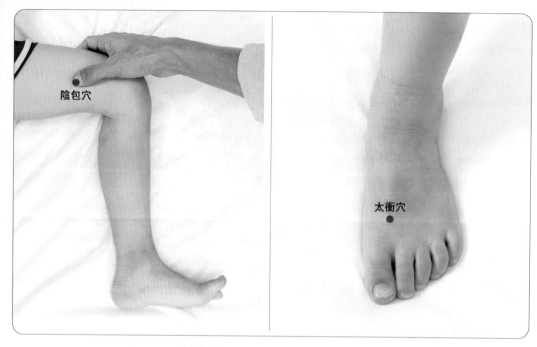

肝經易堵塞穴位：陰包穴、太衝穴

▼ 按摩方法：

在探查到的痛點處，用大拇指指腹給孩子按揉1分鐘左右，每天按揉2～3次，連續按揉幾天，痛感減輕、消失後停止。疏通陰包穴一般會有僵緊的感覺，往往我會先用手掌根給孩子在陰包穴那揉一揉，揉的時候如果他覺得疼了或癢了，我就用拳頭的側面或者手掌根輕輕地給他在這個位置拍一拍，振盪一下。

2. 每天睡前給孩子捏脊

讓孩子趴在床上，您就可以快速地從他的尾骨下方開始，大

拇指在後面、食指在前面捏住孩子脊柱兩側的皮膚向前推，撺這個皮，一直捏到肩頸部。每次捏3～5遍。

3. 擦湧泉，固腎氣、促發育

在腳底板上（不包括腳趾），在足底的縱向正中線上，上三分之一和下三分之二的交匯處，剛好是一個小小的凹陷，這裡就是湧泉穴。

按摩手法

湧泉穴是腎經上的一個穴位，它能固腎氣，對促進腎氣的釋放有很大的幫助。您可以讓孩子躺在床上，用以下兩種方法來擦湧泉穴：

第一種方法是用大拇指指腹在湧泉穴上輕擦。每次輕擦一分鐘左右，穴位處有點微熱的感覺就可以了。如果孩子能接受這個動作，不覺得癢，您就用這個動作。

第二種方法是用您手掌的側面，即小魚際，快速地輕擦湧泉穴。每次輕擦一分鐘左右，穴位處有點微熱的感覺就可以了。

脾胃虛弱的孩子，一般會食慾差或者消化不良，您在給孩子進行經絡調理的同時，可以給他口服八珍粉、吃八珍糕來輔助調理脾胃。

「小胖孩」的
特效經絡調理

生活中，我們經常見到一些「小胖孩」。都說孩子胖乎乎的可愛，但如果孩子過於肥胖，對他的身體健康、生長發育也不好。研究顯示，孩子肥胖會導致脂肪代謝異常、糖代謝異常，這也是兒童糖尿病的早期表現。此外，肥胖對於青少年心理也會產生很大的影響。

過於肥胖的孩子往往都是吃得太多，家長餵養過度引起的，所以首先要從餵養方式上反思，如果孩子飯量過大，您就要給他適度節食，讓他適量飲食。其次要調節孩子臟腑的功能，促進體內堆積的脂肪代謝出去。

1. 給孩子減肥，脾經、胃經、三焦經和膽經要通暢

肥胖問題累及多個臟器，給孩子疏通脾經、胃經上的易堵塞穴位，恢復脾胃的運化功能，能將食物轉化成孩子生長發育所需要的營養而不是脂肪；脂肪的代謝轉化與三焦經、膽經有關，因此，還要疏通三焦經和膽經上的易堵塞穴位。

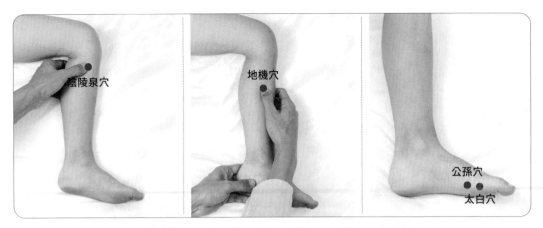

脾經易堵塞穴位：陰陵泉穴、地機穴、公孫穴、太白穴

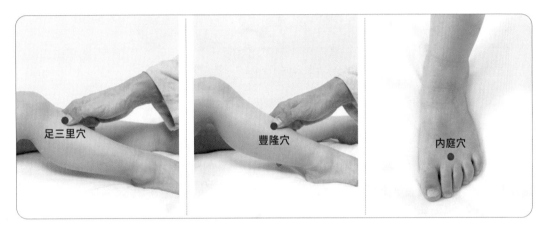

胃經易堵塞穴位：足三里穴、豐隆穴、內庭穴

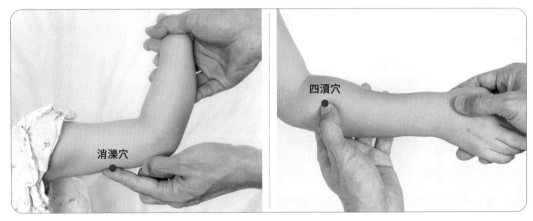

三焦經易堵塞穴位：消濼穴、四瀆穴

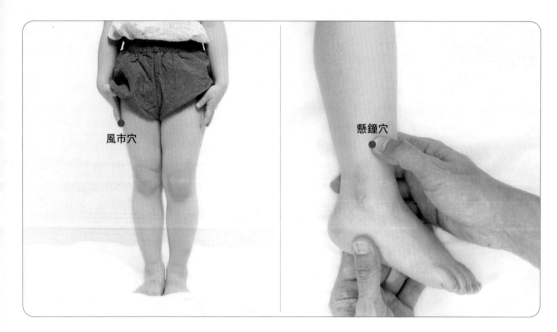

膽經易堵塞穴位：風市穴、懸鐘穴

▼ 按摩方法：

在探查到的痛點處，用大拇指指腹給孩子按揉 1 分鐘左右，每天按揉 2~3 次。

2. 每天睡前給孩子捏脊

讓孩子趴在床上，您就可以快速地從他的尾骨下方開始，大拇指在後面、食指在前面捏住孩子脊柱兩側的皮膚向前推，撚這個皮，一直捏到肩頸部。每次捏 3 ～ 5 遍。

孩子溼疹的
特效經絡調理和保養

　　兒童溼疹可以分為兩類：一類是一歲以前吃母乳的小嬰兒溼疹，稱為嬰兒溼疹，也叫奶癬；另一類是一歲以上開始添加輔食的孩子溼疹，叫做小兒溼疹。

　　二到三個月大的小嬰兒經常會得溼疹，小臉的兩側出現紅斑、小疹子、水皰、滲出液等症狀，隨著小嬰兒長到六個月後症狀逐漸減輕，一歲半後大多數嬰兒會自癒。

　　不同的孩子得了小兒溼疹，症狀也輕重不一。初起時多為紅斑或小紅疹子，因病情加重溼疹可能會逐漸增多，出現小水皰、糜爛、結痂等情況。病情可能時好時壞，反覆發作。孩子有時候會很癢，會哭鬧、躁動不安，甚至因為搔抓而引發感染，需要儘早進行調治。

1. 孩子得了溼疹，要從肺經、脾經、膀胱經上來調

　　肺主皮毛，皮膚上的任何問題都可以通過調理肺來治療，脾主運化，能夠把孩子吃進去的食物運化為營養物質以便身體吸收，

如果孩子脾虛，脾的運化能力下降，就會影響水的代謝吸收，不
被吸收的水就會成為「廢水」囤積在體內，進而影響到皮膚。另外，
中醫認為膀胱主水代謝。因此，給孩子調治溼疹就要疏通肺經、
脾經、膀胱經上的易堵塞穴位。

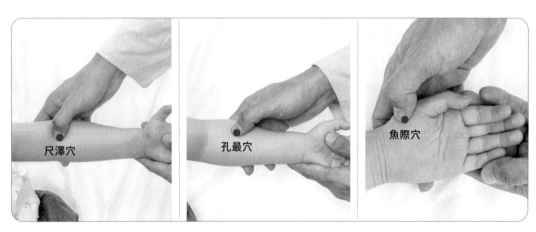

肺經易堵塞穴位：尺澤穴、孔最穴、魚際穴

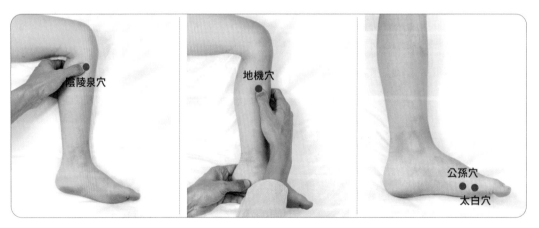

脾經易堵塞穴位：陰陵泉穴、地機穴、公孫穴、太白穴

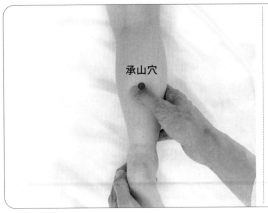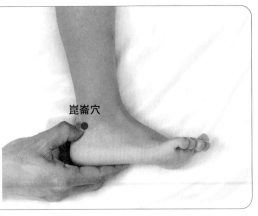

膀胱經易堵塞穴位：承山穴、崑崙穴

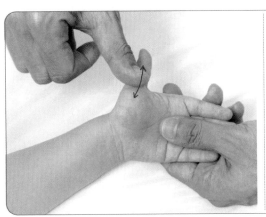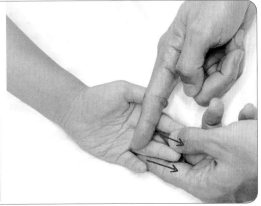

清補脾　　　　　　　　　　　　平肝清肺

▼ 按摩方法：

1. 在探查到的痛點處，用大拇指指腹給孩子按揉1分鐘左右，每天按揉2~3次，連續按揉幾天，痛感減輕、消失後停止。

3. 清補脾：用大拇指指腹，沿著孩子大拇指外側從指根到指尖來回地快速輕推。每次推10分鐘左右。

3. 平肝清肺：用大拇指或食指，沿著孩子的食指和無名指從指根推到指尖，動作要又輕又快。每次推10分鐘左右。

2. 孩子得了溼疹，家長平時要注意什麼？

俗話說：「溼疹，三分靠治、七分靠養。」那麼孩子得了溼疹，家長在日常保養中要幫孩子注意些什麼呢？首先，如果您的寶寶在吃母乳期間得了溼疹，您要給他做好皮膚護理，可以給寶寶塗嬰兒護膚霜來保護皮膚。隨著孩子長大，斷奶之後多數情況下溼疹會自動痊癒，所以家長不用過於擔心和盲目用藥。

另外，不健康的生活方式，比如給孩子過度飲水，過多地吃水果、酸奶、牛奶等寒涼食物，是導致孩子體內溼氣過盛，進而誘發溼疹的根本原因。如果您的孩子已經得了溼疹，您就一定要讓他遠離這些食物，尊重孩子身體的感受，堅持讓孩子不飲、不吃寒涼食物，從生活細節入手，讓孩子遠離溼疹。

孩子尿床的
特效經絡調理

　　一般來說，孩子在三四歲的時候尿床是正常的，但是如果 4 歲以上還頻繁尿床就不正常，需要治療了。

孩子尿床需要固腎氣，
疏通脾經、腎經、膀胱經來調理

　　在中醫看來，腎主閉藏與開闔，對於孩子頻繁尿床的，需要固腎氣，疏通腎經和膀胱經上的易堵塞穴位。同時，脾的運化功能對於水的代謝有很大影響，而孩子一般白天運動量比較大，比較累，脾的功能就會下降，夜間就容易尿床，所以需要疏通脾經上的易堵塞穴位。恢復這三大臟器的功能，調節孩子體內的水液代謝，有助於緩解孩子尿床。

　　平時多給孩子輕擦湧泉穴是固腎氣的重要手段，您可以每天晚上睡前給孩子做。另外，揉二馬同樣能起到大補元氣、固腎氣的作用。

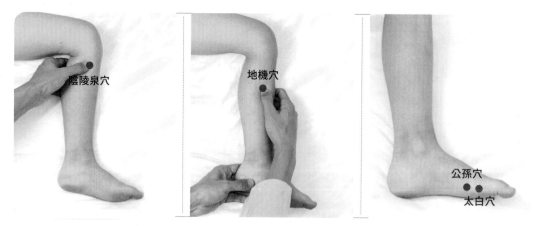

脾經易堵塞穴位：陰陵泉穴、地機穴、公孫穴、太白穴

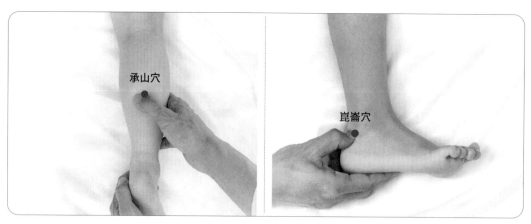

膀胱經易堵塞穴位：承山穴、崑崙穴

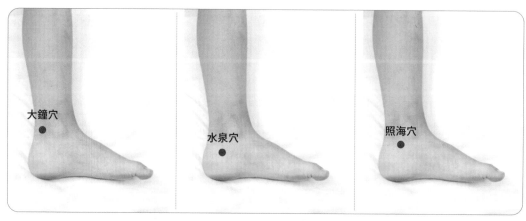

腎經易堵塞穴位：大鐘穴、水泉穴、照海穴

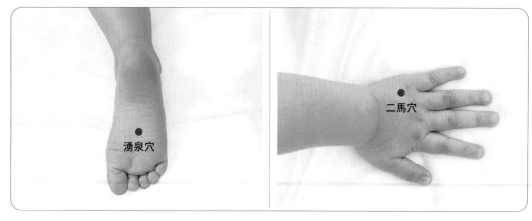

擦湧泉　　　　　　　　　　　　　　　　揉二馬

▼ 按摩方法：

1. 在探查到的痛點處，用大拇指指腹給孩子按揉1分鐘左右，每天按揉2~3次，連續按揉幾天，痛感減輕、消失後停止。

3. 擦湧泉：用手掌的側面，即小魚際，快速地輕擦湧泉穴。每次輕擦1分鐘左右，穴位處有點微熱的感覺就可以了。

3. 揉二馬：用大拇指指腹按住二馬穴打圈按揉，每次按揉1~2分鐘。

孩子流鼻血的
特效經絡調理

1. 爲什麼孩子在春天容易流鼻血呢？

　　很多孩子經常在春天流鼻血，在夏天天氣炎熱和秋冬季節乾燥時也會偶爾流鼻血，但一般情況下能很快止住，您不用太擔心。

　　爲什麼孩子在春天容易流鼻血呢？春天時，潛藏了一個冬天的陽氣開始釋放，整個自然界都是生機勃勃的，而人與宇宙、自然是同頻率的，孩子的身體比成年人更接近自然，更容易順應天地的狀態。同時，小孩子的陽氣旺盛、生長力強，他們體內陽氣向上，生發的力量更強勁，而鼻腔黏膜的血管壁很薄，所以孩子春天容易通過流鼻血的方式釋放能量，給身體減壓。不過，因爲孩子的氣血比較旺盛，一般流鼻血後都能自動修復。

2. 孩子流鼻血，要疏通肺經、肝經上的易堵塞穴位

　　中醫認爲肝氣主升、肺氣主降，當身體的升降氣機失常時，氣血往上沖，降不下來就容易流鼻血。因此，如果孩子經常流鼻

血，您可以給他疏通肺經和肝經上的易堵塞穴位，來調節體內氣機的升降，這樣就可以減少流鼻血了。

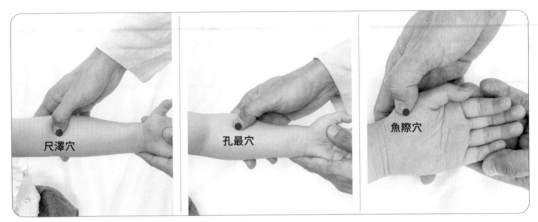

肺經易堵塞穴位：尺澤穴、孔最穴、魚際穴

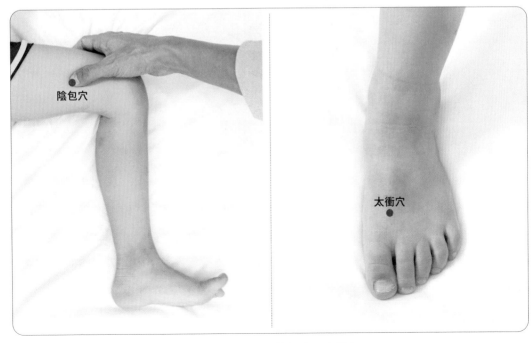

肝經易堵塞穴位：陰包穴、太衝穴

▼ 按摩方法：

在探查到的痛點處，用大拇指指腹給孩子按揉1分鐘左右，每天按揉2～3次，連續按揉幾天，痛感減輕、消失後停止。疏通陰包穴一般會有僵緊的感覺，往往我會先用手掌根給孩子在陰包穴那揉一揉，揉的時候如果他覺得疼了或癢了，我就用拳頭的側面或者手掌根輕輕地給他在這個位置拍一拍，振盪一下。

　　另外，很多孩子都喜歡用手摳鼻孔，鼻黏膜乾燥時很容易將鼻子摳出血，所以您要引導孩子讓他不要隨便摳鼻孔。

孩子出汗過多、盜汗的
特效經絡調理

　　很多孩子在剛睡著的時候會出很多汗，入睡一兩小時後出汗情況會慢慢緩解，這種情況家長不用太在意。如果孩子出汗時間比較長，並伴有比較嚴重的枕禿、夜啼等症狀，您就要注意給他調理了。

孩子出汗過多，
給他疏通肺經、膀胱經、腎經上的易堵塞穴位

　　中醫認為肺主皮毛、膀胱主表，而孩子出汗過多，病在肌表，所以要按揉和疏通肺經、膀胱經上的易堵塞穴位來調理相應的臟腑。孩子入睡多汗稱為盜汗，需要固腎氣，可以通過疏通腎經上的易堵塞穴位來調理。

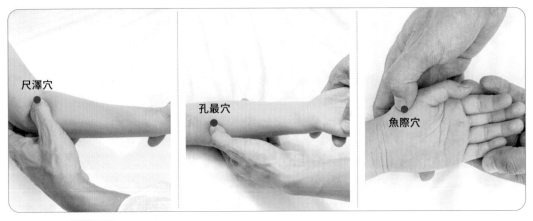

肺經易堵塞穴位：尺澤穴、孔最穴、魚際穴

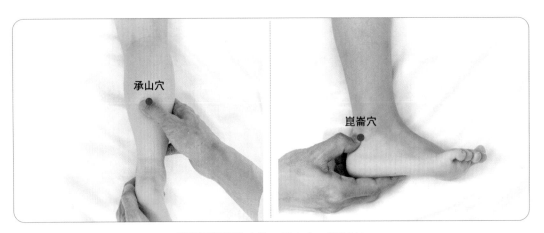

膀胱經易堵塞穴位：承山穴、崑崙穴

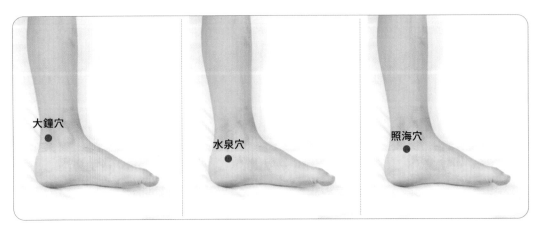

腎經易堵塞穴位：大鐘穴、水泉穴、照海穴

　　孩子出汗過多還有一種情況，就是寒邪侵入肌表後，身體經常會用出汗的方式把外邪排出來，這時候可以給孩子在頸肩部的脊柱和兩側膀胱經吮痧來清除寒氣，外邪沒有了，出汗的症狀也就消失了。

▼ 按摩方法：

在探查到的痛點處，用大拇指指腹給孩子按揉1分鐘左右，每天按揉2～3次。在按揉魚際穴時，一定不要揉那塊肌肉，要揉在肉和骨頭之間的縫上。

CARE
Good Care ,
Good Living

CARE
Good Care ,
Good Living